门诊常见病中医贴敷指南

张 涛 赵望森 主编

山东大学出版社

《门诊常见病中医贴敷指南》
编 委 会

主　编　张　涛　赵望森
副主编　徐连虎　周丽霞　李　辉　张　宁
　　　　宋德朋　郭　新
编　委　张　涛　赵望森　徐连虎　周丽霞
　　　　李　辉　张　宁　宋德朋　郭　新
　　　　吴子晴　赵芸芸　曹大勇

前　言

　　近年来,随着国家逐步禁止门诊输液和使用抗生素,以及向基层门诊推广中医适宜技术各项政策的相继出台,中医贴敷疗法在全国广大门诊,尤其是基层门诊迅速开展和普及。广大中西医从业者有着强烈的"转型"需求,而目前一些中医技术书籍多为家庭养生保健类或学术类著作,大家欲学习而无专业书籍,欲转型而无可行路径。在此背景下,我们编写了本指南,以便为大家提供参考和指导。

　　本指南以向基层推广中医适宜技术为宗旨,既是长期经验总结的"内部资料",也是相当于行业规范的"标准"。本书包括三大部分:第一章简要介绍贴敷疗法的概念、源流、优势、操作规范和注意事项;第二章介绍了门诊常见病种的中西医认识,以中医辨证分型的方式给出贴敷处方,并列明不同病证的医嘱和护理注意事项,以供大家临床中随证加减选方贴敷和做好医嘱护理;第三章罗列了贴敷疗法常用中药的四气、五味、归经和功效,以及常用腧穴的经络归属、定位和作用,以供大家临床过程中随时查阅。

　　自清末民初西学东渐以来,媚外之风盛行,国人逐步抛弃了自己的传统文化与智慧。大家饮食崇尚饮料汉堡,导致身体痰湿积聚;穿衣追求袒胸露腿,造成阳虚寒凝;作息唯务熬夜晚起,终致精亏血少。更有甚者,大家稍有不适便对打针输液趋之若鹜,抗生素滥用更使全体国民,尤其是儿童青少年体质大幅下降。殊不知发达国家早已公布输液和使用抗生素的危害，须层层上报和严格审查方能使用。值此危机丛生之际，国家领导人及各界有识之士从国家层面提出要扭转医疗现状，并投入数以亿计的巨资，组织技术人员向广大门诊推广中医中药疗法，编写培训教材和技术指南，让我国的医学智慧惠及最广大人民群众。

本人从事中医临床和研究工作十余年，并参与国家号召的中医贴敷事业，长期坚守在指导基层医生开展中医贴敷疗法的一线岗位上，针对门诊常见病积累了丰富的中医贴敷经验。近年来，将我的临床经验出版并让中医贴敷技术惠及更广泛的门诊和基层百姓成为了我的夙愿。此时，恰值我的好友赵望森老师加入到中医贴敷事业中来，并因着平台上的机缘巧合我们逐渐相识、相知、相惜。赵望森老师是中医药大学的高材生，既有着三年大学讲师的经历和夯实的中医、西医理论基础，又有深厚的语言文字功底。于是我便邀请赵老师专门负责了书稿的文字编辑和审稿工作，我们一起响应国家部委号召，共同担任主编，组织编委团队，广泛汇集经验，多方商讨校对，从而确保了该指南如期和大家见面。如该指南能对广大门诊医生和患者应用中医中药技术有所启发帮助，使老幼黎民少输一瓶液，少打一支抗生素，为国民体质的改善和中医药智慧的普及贡献出我们的一丝力量，则亦不愧吾心，善莫大焉！

张　涛

2018 年 5 月

目　录

第一章　贴敷疗法概述

一、贴敷疗法的概念

贴敷疗法是以中医理论为指导，将药物制剂施于皮肤、孔窍、腧穴及病变局部等，以预防和治疗疾病的方法。

贴敷疗法是中医治疗学的重要组成部分，属于中医外治法的范畴。贴敷疗法是我国劳动人民在漫长的同疾病做斗争的过程中总结出的一套独特而行之有效的治疗方法，不仅简便实用、疗效确切，而且在某些疾病的治疗中能起到其他疗法不能替代的作用。如治疗某些皮肤病，贴敷给药比口服给药更能直达病所；再如对儿童疱疹性咽峡炎和手足口病的治疗，贴敷疗法一般明显好转时间为 3~4 天，且患儿预后体质佳、复发少，而口服西药和输液治疗则疗程长，一般输液十几天，西药为人工合成，加之所输液体寒凉，患儿愈后体质受影响较大，容易造成体弱多病。

二、贴敷疗法的源流

一般认为，贴敷疗法源于原始社会时期先人使用植物的根、茎、叶等外敷以治疗外伤的实践。我国现存最早的医方著作《五十二病方》中便有用白芥子贴敷百会穴治疗毒蛇咬伤的记载。中医经典《黄帝内经·灵枢》载："颊筋有寒则急，引颊移口，有热则筋弛纵，缓不胜收，故僻。治之以马膏，膏其急者，以白酒和桂……"被后世医家称为"膏药之始"。

后世各代的众多著作对贴敷经验和方法进行了不断总结。清代贴敷疗法在实践和理论上趋于丰富和成熟,并相继问世了影响力较大的几部中医外治法专著。其中,《急救广生集》作者参考 400 余种医书,记载外治方 1500 余首,总括了清代嘉庆以前历代医家行之有效的外治经验,是一部极为丰富的外治法的宝贵史料。"外治之宗"吴尚先历时数十年,对外治法进行了系统的整理和探索,著成举世闻名的《理瀹骈文》一书,把贴敷疗法治愈疾病的范围推及到内、外、妇、儿、皮肤、五官等科,并提出了外治法可以"统治百病"的论断,主张"病在外者贴敷局部,病在内者贴敷要穴",所收集的外治方药有较高的临床价值。此书也为外治专著中影响较大者。

中华人民共和国成立以来,重视和发展中医中药的呼声不断加强。近年来,随着国家逐步限制门诊抗生素和输液的使用,并出台一系列向全国各级门诊推广中医适宜技术的政策文件,中医贴敷疗法以其疗效确切、操作简便、副作用小、安全性高等优势,如雨后春笋般在各级门诊,尤其是基层门诊得到开展和普及,甚至大量基层西医从业者也在学习和开展中医贴敷技术,开启新时代、新形势下的主动"转型"之路。

三、贴敷疗法的适宜病种

贴敷疗法可用于治疗内、外、妇、儿、皮肤、五官等各科数百种病证,可单纯贴敷,可配合口服中药西药、输液或其他治疗方法,亦有用于手术和放疗、化疗后调理体质者,故适用范围极广。本书所列主要为门诊常见病,即不需住院治疗,仅单纯中药贴敷即有较好临床疗效的门诊常规病种。

四、贴敷疗法的特点和优势

1. 操作简便,易于推广

贴敷疗法经过简单学习就可掌握要领,不需高、精、尖或特殊的医疗设备,医患均可随学随用,较容易复制推广。

2. 绿色安全,无创无痛

贴敷疗法一般使用纯中药制剂作药粉,并非人工合成的化学药物,减少了抗生素和输液疗法的使用,是公认的绿色疗法。人体皮肤也会阻挡一些有害成分的吸收,故贴敷疗法较口服药物和输液安全性高。常规药物贴敷一般无医疗纠纷和事故,偶尔仅见皮肤痒痛、起疱、过敏等反应,且没有创伤和疼痛,对小儿尤为适宜。患者贴敷后即可进行其他活动,不影响日常生活。

3. 加减灵活,适应证广

由于贴敷中药粉可根据不同病证进行随机组合配药,再加上不同穴位的治疗作用,因此贴敷疗法具有口服中药一样广泛的适应证。

4. 作用直接,疗效确切

通过药物直接刺激穴位,透皮吸收,使局部药物浓度明显高于其他部位,作用较为直接;且中药贴敷技术作为一种中医外治法,有着悠久的使用历史,临床疗效经过长期总结和验证,对适用病证有着确切的疗效。

5. 皮肤给药,副作用少

贴敷疗法为外治法,药物有效成分通过皮肤吸收,对胃肠黏膜无刺激,避免了长期服药损害胃肠而出现消化无力、食欲下降的现象。

6.不经首过,作用持续

一般药物经过胃肠黏膜的吸收后先到达肝脏,然后再进入全身血液循环。胃肠黏膜是屏障,肝脏是人体代谢最旺盛的器官,且具有"解毒"作用。药物有效成分经过胃肠黏膜和肝脏的首过效应会代谢掉一部分,既对胃肠和肝脏造成损害,又使药物的有效成分受到破坏。而贴敷疗法药物缓慢持续地透皮吸收,既避免了首过效应对有效成分破坏,又使药物作用持久。

五、贴敷疗法的一般操作流程

1.选取药贴

目前市场上各大制药厂家生产的药贴较多,有普通贴,有沙蒿子贴,也有自带溶媒的贴。可根据需要选择相关药贴,推荐使用可促进药物透皮的药贴和溶媒。

2.制备药粉

选择正规厂家的优质中药材,经粉碎处理制成药粉,药材要地道,药粉要够细,从而确保疗效。

3.制作溶媒

溶媒用于调和药粉,促进透皮。多用生姜汁或醋作为溶媒,一般认为寒证使用姜汁,热证使用醋。目前市场上大部分药贴都自带薄荷之类的溶媒,可按照说明书规范使用。

4.调和药剂

将贴敷药物按照剂量配好放入药碗,加入适量溶媒调和黏稠,注意不要太稀,亦不可太干,以利于湿润皮肤和药物有效成分析出为度。调完一穴药物后将药碗清洁干净再调其他药物，以免造成不同穴位用药的相互掺杂。

5. 清洁皮肤

贴敷前对局部皮肤进行清洁和消毒，晾干后再行贴敷。一则清除油渍污垢利于药物成分透皮吸收，二则防止皮肤起疱溃破后感染。

6. 固定药贴

将调好的药剂放于药贴中央，先固定一端，再适当拉紧另一端，慢慢排净贴下空气，贴敷紧密平整。天突穴、下颌下等个别不宜固定的位置可以适当剪制药贴以利于固定，皮肤汗多或多动易掉者可加胶布固定。

7. 医嘱回访

贴敷完毕注意告知患者贴敷时间、作息饮食、取贴方法等注意事项，对病情严重、拿捏不准或易产生危险意外的患者，注意预留电话号码，以便回访病情。

六、贴敷结束后的常规医嘱

贴敷处方开具完毕后，要想确保好的贴敷疗效，应按照以下几点对患者做好主要医嘱，具体病种的医嘱则可参考各个病证后面罗列的"注意事项及预防调护"部分。

1. 病程转归，进行预判

（1）说明该病整体病程大约多长时间，西医治疗一般多长时间好转，中医贴敷多长时间明显好转。初期就诊者注意正确提示其病情处于进展期，会有一个症状逐步显现然后好转的发展过程。

（2）若患者处于上呼吸道感染、支气管炎等呼吸系统病证的进展期，嘱患者近几天咳嗽、咳痰可能会增多，这是机体的自我保护排痰反应。另外，调护不当而受寒后还可能会重感、发热。

（3）扁桃体炎、疱疹性咽峡炎、手足口病等患者，嘱其可能会发热；发热患者，提示其发热可能会反复，并说明发热的原理、口服退烧药的注意事项以及物理降温的处理方式。

（4）对腹泻患者说明腹泻的病程以及腹泻可能会加重，这是机体排出积食、细菌和病毒的自我保护反应。

2.增减衣物，勿热勿寒

注意不要受凉重感。冬天夏天皆易受凉，冬天室内暖气烘热，外出则当风受凉；夏天室内空调气冷，入室则骤寒受凉。

3.清淡饮食，少量多餐

贴敷患者病弱体虚，应注意控制饮食。尤其是呼吸系统和消化系统病证患者，饮食不减则加重胃肠负担，且肺中痰液难除。

贴敷期间适宜吃蔬菜、稀粥、五谷杂粮等清淡易消化食物；哺乳者注意母体饮食。忌食辛辣油腻、鸡鸭鱼虾、牛奶海鲜、寒凉水果、糕点甜食、牛羊狗肉、垃圾食品（各类零食、膨化食品、人造食品、方便面、火腿肠、饼干、饮料、奶茶等含激素、色素和添加剂者）。

4.适当修养，充足睡眠

口腔溃疡、扁桃体炎、结膜炎等虚火上炎者，保证充足的睡眠尤其重要，切忌熬夜，以保证疗效。

5.舒畅情志,积极乐观

肝胆病证、乳腺及甲状腺病证、妇科卵巢和月经病证等与气机郁滞密切相关的病证,确保情志舒畅对疗效尤其重要。

七、参考本书进行贴敷的注意事项

（1）贴敷处方用药思维不同于中药方剂,应注重抓主症,用主药,并综合考虑腧穴的作用以及药物的归经。

（2）书中采用辨证分型的方法列出贴敷方药,单个证型处方简单,穴位较少,但临床大多两个或两个以上证型同时出现。一是要注意抓住主要病机,注意标本缓急,急则治标,缓则治本;二是要注意各证型相兼配穴用药,选择各证型的主药和主穴配合应用。

（3）按照该指南贴敷治疗一段时间,对各证型的用药较为熟悉后,临床过程中可根据患者症状灵活加减。注意用主药,组方不宜太大,以确保药物透皮的效率和药物作用的针对性。

（4）孕妇、皮肤过敏、皮肤破损者、糖尿病血糖过高以及严重心肺功能不全者慎用贴敷。诊室温度要适宜,避免空调风向直吹患者;贴敷过程中注意避寒,避免吹风着凉及在过冷的空调房中停留。

（5）本书处方未列药物用量,临床过程中应根据患者的年龄、体质等灵活掌握用量。一般药物使用剂量为 0.2～0.5 g,大多为 0.3 g,三月龄以下婴儿及体形胖大之成人应适当加减剂量;细辛、白芥子、元胡、木香、乌头等刺激性和有毒药物使用剂量以 0.1 g 为宜;冰片使用剂量以 0.01～0.02 g 为宜;焦四仙由山楂、神曲、麦芽、槟榔四药组成,总用量以 0.5 g 为宜,如不符合当地卫生部门规定,可将四药分别盛放。

(6)一般药物贴敷时间为6～8小时(白芥子等刺激性或有毒中药宜减少贴敷时间)。药贴贴敷太紧时,取下前可先以温毛巾湿敷,待柔软后慢慢取下,亦可用适宜的油类浸软药贴后缓慢揭下。贴敷太紧不要强行撕取药贴,以免造成皮肤损伤或患儿疼痛哭闹。

(7)不可为加强治疗效果而加大药物用量。一是每味药用量都加大了反而不利于单味药的吸收;二是个别药物的最佳血药浓度本身较低,用量大了反而效果不好;三是某些药物不是单纯靠有效成分的吸收起到治疗作用,而是主要靠药物对腧穴的刺激发挥作用的。因此,贴敷过程中宜谨守上述药物剂量规定。

(8)灵活告知患者不能一味退烧,不能止咳太早,不能止泻太早的病证机理,向患者说明疾病转归过程;贴敷过程中会有腹泻、咳嗽加重或发烧反复的情况,这是机体排邪、排痰或正邪斗争的现象,是机体对抗外邪入侵的正常反应,需耐心针对病因治疗,不可只去退烧、止咳和止泻。

(9)发热可见于感冒、扁桃体炎、肺炎、食积、泄泻、阑尾炎等多种疾病,应根据不同病证制订贴敷方案。发热患者除中药贴敷针对病因进行治疗之外,可加大椎、曲池、耳尖、少商等穴位点刺放血以辅助退烧而治标。其中成人宜大椎,幼童宜耳尖,肺热咽喉肿痛宜少商,皮肤过敏瘙痒者宜曲池。贴敷过程中患者体温低于38.5 ℃可进行物理降温,超过38.5 ℃可口服退烧药,使用退热栓等。

(10)中药粉碎宜细不宜粗,从而保证动植物药材细胞的破壁率,有利于药物成分析出。粉碎后应储存在棕色广口瓶中,以免部分药物有效成分受光线影响。调药过程中应注意清洁药碗,确保不同穴位、不同患者的药物没有掺杂。

(11)中医认为"阳化气,阴成形",调理气机疗效迅捷,补养形质则需累月经年。因此,虚性病证或体虚瘦弱患儿,治疗后期调理体质时间较久,可配合中药口服或病愈后常规贴敷调理体质,增强抵抗力。常规调理方案为:高良姜 0.3 g、芒硝 0.3 g 贴敷神阙穴 7～10 天,再以细辛、白芥子各 0.1 g 贴敷足三里穴或三阴交穴,肺气虚者亦可加双肺俞穴,上述穴位每日仅贴敷一穴,调理 20～30 天。

(12)细辛、白芥子刺激性较强,古人用于局部贴敷发泡,以强健身体。由于现今患者大多重视皮肤美观,因此贴敷过程中使皮肤发热潮红即可,要控制贴敷时间不使起疱。细辛、白芥子贴敷时间为:3 月龄以下患儿 30 分钟,3 月龄～1 岁患儿 60 分钟,1～3 岁患儿 90 分钟,3 岁以上患儿 120 分钟。

(13)处方中序号"①"表示主方主穴,序号"②"表示有兼证时的加减用药;符号"/"之前表示作用药物,之后表示应贴敷的穴位。对药物作用和穴位定位不清者可查阅本书第三章内容"贴敷疗法常用中药和腧穴"。

第二章 常见病证及贴敷方案

第一节 感冒

一、概述

感冒是由感受风寒、风热、暑湿以及时疫毒邪,肌肤郁闭,肺失宣降,以发热恶寒、鼻塞流涕、喷嚏咳嗽、头身疼痛为主要表现的病证。感冒有普通感冒与时行感冒之分,中医学感冒与西医学感冒基本相同,普通感冒相当于西医学的普通感冒、上呼吸道感染,时行感冒相当于西医学的流行性感冒。

现代医学认为该病为急性上呼吸道病毒感染所致,常见的有鼻病毒、冠状病毒、流感和副流感病毒,另外包括呼吸道合胞病毒、腺病毒、肠道病毒、单纯疱疹病毒和 E-B 病毒等。本病以冬、春季节多见,潜伏期 1～3 天。一般鼻和咽喉部先有灼热感,随后出现鼻塞、流涕、喷嚏、咳嗽、咽干咽痒、全身不适、肌肉酸痛等;鼻腔分泌物初始为大量水样清涕,2～3 天后变为黏液性或脓性;可伴咽痛、头痛、流泪、味觉迟钝、呼吸不畅、声嘶等,严重者有发热和轻度畏寒。体检可见鼻腔黏膜充血水肿、有分泌物,咽部可轻度充血。流行性感冒(简称"流感")则全身中毒症状明显,常为高热,可并发支气管炎、肺炎,甚至危及生命。

本病治疗及时者预后良好,一般 5～7 天痊愈;若治疗不当,或抵抗力低,则可发展为咳嗽、肺炎;若邪毒内传,可成水肿、心悸等变证。

二、辨证分型及贴敷方案

1. 风寒感冒

证候:发热恶寒,无汗头痛,肢节酸疼,鼻塞涕清,咽痒咳嗽,时时喷嚏,痰稀薄白,舌淡红,苔薄白,脉浮紧,小儿指纹浮红。

治法:辛温散寒解表。

处方:①麻黄、桂枝、荆芥、防风/大椎、神阙。②头痛明显者原方加葛根、白芷;恶寒重者原方加细辛或附子;风寒夹积腹胀者加焦四仙/中脘;伴有恶心、呕吐者加半夏、高良姜/中脘。

2. 风热感冒

证候:发热恶风,头痛面赤,汗出不畅,鼻塞涕黄,痰黄或黏,咳嗽咽燥,或咽喉乳蛾,红肿疼痛,舌质红,苔薄黄,脉浮数,小儿指纹浮紫。

治法:辛凉清热解表。

处方:①桑叶、菊花、薄荷、牛蒡子、桔梗/神阙、膻中。②口舌干燥、烦躁者原方加石膏、黄连;发热者加大黄、冰片/双涌泉;咽痛明显者加芒硝/天突。

3. 暑湿感冒

证候:身热恶风,身重肢酸,头昏胀痛,咳嗽痰黏,鼻塞涕浊,胸闷脘痞,腹胀泛恶,心烦口腻,渴不多饮,大便或溏,小便短黄,舌质红,苔黄腻,脉濡数,小儿指纹紫滞。

治法:祛暑化湿解表。

处方:①藿香、佩兰、金银花、连翘、香薷/神阙。②热偏重者原方加黄连、栀子;呕吐者加黄连、半夏、苍术/中脘;泄泻者原方调整为葛根、黄芩、黄连、苍术。

4.时疫感冒

证候:起病急骤,高热恶寒,头痛肌痛,无汗或汗出不解,目赤咽红,心烦腹痛,或恶心呕吐,大便稀薄,舌红,苔黄,脉数,小儿指纹偏紫。

治法:清瘟消毒解表。

处方:①槟榔、白芍、黄芩、柴胡、板蓝根/神阙;金银花、连翘、石膏、薄荷/命门。②痰稀白而多者加麻黄、细辛/膻中;痰黄而黏者加芒硝/膻中;体虚易感冒者加黄芪、肉桂、防风;小儿惊搐者加钩藤、蝉蜕、栀子、僵蚕/内关。

三、注意事项及预防调护

(1)发热者可双侧耳尖穴或大椎穴点刺放血,未发热者亦可点刺放血以疏风解表、预防高烧;咽喉肿痛者可双侧少商穴点刺放血。

(2)注意休息,提高抵抗力。

(3)适当多饮开水,饮食清淡稀软易消化,补充富含维生素的水果和蔬菜。

(4)忌食油腻、荤腥、辛辣、甘甜以及酒茶。

(5)流感症状较重,不见缓解者及时转诊。

第二节　咳嗽

一、概述

西医的急性气管-支气管炎、慢性支气管炎、肺炎等以咳嗽为主要症状的疾病,中医统称为"咳嗽"。中医将咳嗽分为外感咳嗽和内伤咳嗽。外感咳嗽为感受风寒、风热、风燥等外在邪气,导致肺失宣降,肺气上逆发为咳嗽;内伤咳嗽为体内痰湿、痰热等病理产物壅遏于肺,阻塞气道,肺失宣降而发为咳嗽。咳嗽多发于冬、春季节,病前多有感冒史,双肺呼吸音粗。

二、辨证分型及贴敷方案

（一）外感咳嗽

1. 风寒咳嗽

证候：咳嗽声重,气急咽痒,痰稀色白,鼻流清涕,可伴恶寒发热、头痛无汗、肢体酸痛等症,舌淡红,苔薄白,脉浮紧,小儿指纹浮红。

治法：疏风散寒,宣肺止咳。

处方：①麻黄、杏仁、干姜、半夏/神阙、膻中。②咳重者原方去半夏加蝉蜕、僵蚕;风寒重、清涕多者加附子、细辛、防风/大椎;痰多者膻中穴加细辛、芒硝;风寒夹热者神阙穴加柴胡、黄芩、石膏,大椎穴加麻黄、桂枝、荆芥、防风。

2. 风热咳嗽

证候：咳嗽频剧,气粗嘶哑,咳痰不爽,痰稠或黄,口干咽痛,可伴身热恶风、头痛微汗、鼻塞涕黄等症,舌质红,苔薄黄,脉浮数,小儿指纹浮紫。

治法：疏风清热,宣肺止咳。

处方：①桑叶、菊花、杏仁、桔梗、地龙、浙贝/膻中、肺俞。②痰多者加半夏、茯苓、白术、莱菔子、苏子/神阙;热重者加黄芩、冰片/双涌泉。

3.风燥咳嗽

证候：干咳连声，咽喉痒痛，鼻唇干燥，无痰或痰少难咳，痰中带血，初起可伴身热恶寒、头痛鼻塞等症，舌红少津，苔薄白或薄黄，脉浮数。

治法：疏风清肺，润燥止咳。

处方：①沙参、前胡、桑叶、杏仁/膻中、肺俞。②咳重者原方加僵蚕、蝉蜕；咽痛者加沙参、蝉蜕、桑叶、冰片/天突。

（二）内伤咳嗽

1.痰湿咳嗽

证候：咳嗽声重，喉中痰鸣，痰稀或黏，色白带灰，痰出咳减，多于清晨、食后、进食油腻后加重，胸闷脘痞，纳差体倦，大便时溏，舌淡红，苔白腻，脉濡滑，小儿指纹沉滞。

治法：燥湿化痰，肃肺止咳。

处方：半夏、陈皮、茯苓、苍术、莱菔子/神阙；麻黄、细辛、芒硝/膻中。

2.痰热咳嗽

证候：咳嗽痰多，色黄黏稠，喉中痰鸣，咳吐不爽，或味腥带血，胁胀引痛，身热面赤，口渴而黏，心烦便干，小便短黄，舌质红，苔黄腻，脉滑数，小儿指纹紫滞。

治法：清热化痰，肃肺止咳。

处方：半夏、干姜、黄芩、浙贝母/神阙；芒硝、桑白皮、葶苈子/膻中。

三、注意事项及预防调护

（1）发热者可双侧耳尖穴或大椎穴点刺放血，未发热者亦可点刺放血以疏风解表、预防高烧，咽喉肿痛者可双侧少商穴点刺放血。

（2）平素劳逸结合,增强体质,积极预防感冒。

（3）饮食清淡易消化,且富含营养。

（4）忌食辛辣、油腻、过甜、过咸食物。

（5）小儿患者可常变化体位及由下而上轻拍背部,利于痰液排出。

第三节　肺炎

一、概述

肺炎指由病原微生物(细菌、真菌、病毒、寄生虫等)、理化因素、免疫损伤、过敏及药物等因素导致的终末气道、肺泡和肺间质的炎症,以发热、咳嗽、痰壅、气急、鼻扇为主要症状,重者可见面色苍白、发绀。肺炎以冬春两季多见,好发于婴幼儿。中医认为本病病因主要包括外感和内伤两大类,外感主要是外感风邪,内伤主要是痰热闭肺和肺脾亏虚,病变部位主要在肺。本病相当于西医学的支气管肺炎、间质性肺炎、大叶性肺炎、小叶性肺炎等。

肺炎临床主要症状为寒战、发热、咳嗽、咳痰、痰中带血,可伴胸痛或呼吸困难等。起病急骤,常有淋雨、受凉、劳累等诱因,约 1/3 患者有上呼吸道感染史,自然病程 7~10 天。肺实变时则有肺部叩诊浊音、语颤增强、支气管呼吸音等体征,也可闻及啰音。并发胸腔积液者,患侧胸部叩诊浊音,语颤减弱,呼吸音减弱。

本病若治疗及时,一般预后良好,若发生变证则病情危重,可并发肺水肿、败血症、感染性休克、支气管扩张等。

二、辨证分型及贴敷方案

1.风寒郁肺

证候:发热恶寒,头身疼痛,无汗气喘,喷嚏咳嗽,鼻塞涕清,痰稀易咳,可见泡沫或喉间痰鸣,面白纳呆,小便清长,舌淡红,苔薄白,脉浮紧,小儿指纹浮红。

治法:辛温宣肺,止咳平喘。

处方:半夏、陈皮、茯苓、细辛/神阙;麻黄、细辛、芒硝/双腋中线第6肋间。

2.风热郁肺

证候:发热恶风,头痛有汗,咳嗽气喘,涕黄痰黄,或喉间痰鸣,鼻翼扇动,面赤心烦,咽喉红肿,口渴便秘,小便短黄,舌质红,苔薄黄,脉浮数,小儿指纹浮紫。

治法:辛凉宣肺,清热化痰。

处方:黄芩、地龙、葶苈子、鱼腥草、芒硝/膻中、肺俞;黄芩、冰片/双涌泉。

3.痰热闭肺

证候:发热汗出,咳嗽气急,咳痰黄稠或喉间痰鸣,鼻翼扇动,声高息粗,胁满抬肩,面红唇紫,口渴烦躁,纳呆便秘,小便短黄,舌质红,苔黄腻,脉滑数,小儿指纹紫滞。

治法:宣肺平喘,清热化痰。

处方:大黄、黄连、半夏、白芍、枳实、柴胡/神阙;黄芩、地龙、葶苈子、鱼腥草、芒硝/膻中、肺俞。

4.肺脾气虚

证候:病程较长,低热起伏,久咳痰稀,乏力气短,面白少华,自汗易感,纳差便溏,舌质淡红,舌体胖嫩,苔薄白,脉细弱,小儿指纹偏淡。

治法:补肺益气,健脾化痰。

处方:人参、白术、茯苓、山药/神阙;细辛、白芥子/三阴交、足三里。

5.肺阴亏虚

证候:病程较长,低热盗汗,干咳无痰,甚则咳痰带血,面色潮红,手足心热,口干欲饮,小便短黄,舌红少津,苔少或花剥,脉细数,小儿指纹淡紫。

治法:滋阴清热,润肺止咳。

处方:①沙参、麦冬、五味子、玉竹、天花粉、桑叶/膻中、肺俞。②低热者加地骨皮、知母、石膏、钩藤、蝉蜕/双内关。

三、注意事项及预防调护

(1)发热者可大椎穴或肺俞穴点刺放血,咽喉肿痛者可双侧少商穴点刺放血。

(2)饮食宜清淡富有营养,多饮温开水,忌食辛辣、油腻、腥膻等。

(3)保持安静,居室空气新鲜。

(4)呼吸急促时,保持气道通畅位置,并随时吸痰。

(5)对于重症肺炎患儿要加强巡视,注意病情变化,及时转诊。

第四节　哮喘

一、概述

哮喘是以反复发作性喉间哮鸣,喘促气急,呼气延长,严重者不能平卧,张口抬肩,唇口青紫为特征的肺系病证。哮指声响,喘指气息,哮必兼喘,通称"哮喘"。中医认为,该病外因为感受外邪,接触异物、异味以及嗜食酸咸等,为外在诱因;内因为先天禀赋特异,肺、脾、肾功能失调,痰饮伏于肺中,为内在夙根。该病有明显遗传倾向,初发年龄多为1～6岁,以秋、春气候多变时易发,大多可自行缓解或经治疗后缓解;若防治失当,则反复发作,迁延难愈。该病相当于西医学的喘息性支气管炎、支气管哮喘等。

现代医学认为该病是一种有明显家族聚集倾向的多基因遗传性疾病,其发生受遗传因素和环境因素的双重影响。本病是由多种细胞(如嗜酸性粒细胞、肥大细胞、T淋巴细胞、中性粒细胞、气道上皮细胞等)和细胞组分参与的气道慢性炎症性疾患,进而导致气道高反应性的产生,通常出现广泛多变的可逆性气流受限,并引起反复发作的伴哮鸣音的呼气性呼吸困难,可伴气促、胸闷或咳嗽,常在夜间和(或)凌晨发作。症状可在数分钟内发作,并持续数小时至数天,多数患者可自行缓解或经治疗缓解。非发作期体检可无异常,发作时典型体征为双肺广泛哮鸣音,呼气音延长,但非常严重的哮喘哮鸣音反而减弱,甚至完全消失,表现为"沉默肺"。

二、辨证分型及贴敷方案

（一）发作期

1.风寒束肺

证候:气喘咳嗽,喉间哮鸣,痰稀色白,多有泡沫,恶寒无汗,形寒肢冷,鼻塞涕清,面白唇青,舌淡红,苔薄白或白滑,脉浮紧,小儿指纹偏红。

治法:温肺散寒,涤痰平喘。

处方:①麻黄、细辛、紫菀、半夏、地龙/膻中、肺俞。②口渴烦躁者加石膏、黄芩;多汗肢冷者加附子、肉桂/命门;反复发作者缓解后细辛、白芥子常规贴敷。

2.痰热阻肺

证候:喘息咳嗽,声高息粗,喉间痰鸣,黄稠难咳,胸膈满闷,身热面赤,鼻塞涕黄,口干咽红,尿黄便秘,舌红,苔黄,脉滑数,小儿指纹偏紫。

治法:清肺化痰,止咳平喘。

处方:①麻黄、杏仁、黄芩、地龙、石膏、芒硝/膻中、肺俞。②热重者加黄芩、冰片/双涌泉;喘重者加焦四仙、僵蚕、蝉蜕、莱菔子/神阙。

3.表寒肺热

证候:咳嗽气急,喘促痰鸣,痰稠色黄,鼻塞涕清,喷嚏胸闷,或恶寒发热,面赤口渴,夜卧不安,大便干结,小便黄赤,舌红,苔黄或薄白,脉滑数或浮紧,小儿指纹沉紫或浮红。

治法:解表清里,止咳平喘。

处方:大黄、柴胡、白芍、半夏、枳实、黄连/神阙;麻黄、桂枝、荆芥、防风、细辛/肺俞；芒硝、蝉蜕、僵蚕、麻黄、杏仁/膻中。

（二）缓解期

1. 脾肺气虚

证候：易于感冒，气短自汗，咳嗽无力，神疲懒言，形多瘦弱，面白或萎黄，纳差便溏，舌淡胖，苔薄白，脉细弱，小儿指纹偏淡。

治法：健脾益气，补肺固表。

处方：党参、白术、茯苓、山药、肉桂/脾俞；黄芪、白术、防风、五味子/神阙；反复发作者缓解后可细辛、白芥子常规贴敷。

2. 脾肾阳虚

证候：动则喘促，气短心悸，咳嗽无力，肢冷脚软，面色苍白，纳差便溏，发育迟缓，夜尿多，舌质淡，苔薄白，脉细弱，小儿指纹偏淡。

治法：健脾温阳，固肾纳气。

处方：党参、白术、茯苓、附子/神阙；桂枝、茯苓、桃仁、丹皮/关元；反复发作者缓解后可细辛、白芥子常规贴敷。

3. 肺肾阴虚

证候：喘促乏力，咳嗽时作，干咳或咳痰不爽，潮热盗汗，形体消瘦，面色潮红，手足心热，口干便秘，舌红少津，苔花剥，脉细数，小儿指纹淡红。

治法：补肺益肾，滋阴清热。

处方：①沙参、百部、麦冬、人参、五味子/神阙；地骨皮、蝉蜕、僵蚕、栀子/双内关。②大便干者加大黄、芒硝、枳实、莱菔子/左下腹乙状结肠处；反复发作者缓解后可细辛、白芥子常规贴敷。

三、注意事项及预防调护

(1)重视预防,避免各种诱发因素,适当进行体育锻炼,增强体质。

(2)注意气候影响,做好防寒保暖,冬季外出戴口罩。

(3)气候转变或换季时,要预防感冒诱发哮喘,有外感病证及时治疗。

(4)易发季节,防止活动过度和情绪激动,以免诱发哮喘。

(5)室内空气流通,阳光充足,冬季暖和,夏季凉爽,避免接触特殊气味。

(6)饮食宜清淡而富有营养,忌进生冷油腻、辛辣酸甜以及海鲜鱼虾等可能引起过敏的食物。

(7)注意心率、脉象变化,防止哮喘大发作的发生。

第五节 口疮

一、概述

口疮是一种常见的发生于口腔黏膜的溃疡性损伤疾病,多见于唇内侧、舌头、舌腹、颊黏膜、前庭沟、软腭等部位。发生于口唇两侧者又称"燕口疮",满口糜烂者又称"口糜"。中医认为该病多由风热乘脾、心脾积热、虚火上炎所致,主要病变在脾与心,虚证常有肾虚。本病相当于西医学的口炎、口腔溃疡。

现代医学认为该病的发生是多种因素综合作用的结果,包括局部创伤、精神紧张、食物、药物、营养不良、激素水平的改变及维生素或微量元素缺乏,系统性疾病、遗传、免疫及微生物在口腔溃疡的发生、发展中可能起重要作用。该病发作时疼痛剧烈,局部灼痛明显,严重者还会影响饮食、说话,对日常生活造成不便。可并发口臭、慢性咽炎、便秘、头痛、头晕、恶心、乏力、烦躁、发热、淋巴结肿大等全身症状。该病任何年龄均可发生,以2~4岁的小儿多见;一年四季均可发病;可单独发生,也常伴发于其他疾病之中。

口疮一般预后良好,若失治误治、体质虚弱,则反复发作,迁延难愈。

二、辨证分型及贴敷方案

1. 风热乘脾

证候:溃疡较多,或先见疱疹,继而破溃,边缘焮红,灼热疼痛,口臭纳差,烦躁便秘,小便短黄,发热恶风,或咽喉肿痛,舌质红,苔薄黄,脉浮数,小儿指纹浮紫。

治法:疏风清热,散火解毒。

处方:大黄、芒硝/神阙;黄连、冰片/双涌泉。

2. 脾胃积热

证候:溃疡较深,色白或黄,圆或椭圆,边缘焮红,灼热疼痛,大小不一,或融成片,甚则满口,口臭纳差,面赤涎稠,烦躁便秘,小便短黄,舌红,苔黄,脉数,小儿指纹紫滞。

治法:清胃解毒,通腑泄热。

处方:大黄、芒硝、枳实、厚朴/神阙;黄连、冰片/双涌泉。

3. 脾胃虚寒

证候:口舌生疮,色白边淡,疼痛不甚,缠绵反复,饮热恶凉,便溏肢凉,小便清长,舌质淡,苔薄白,脉沉弱,小儿指纹偏淡。

治法:温中散寒,引火归原。

处方:人参、白术、茯苓、肉桂/神阙;肉桂、吴茱萸/双涌泉。

4. 虚火上炎

证候:口舌生疮,色淡微红,疼痛不甚,缠绵反复,神疲颧红,手足心热,形瘦口干,舌质红,苔少或花剥,脉细数,小儿指纹淡紫。

治法:滋阴清热,引火归原。

处方:生地、地骨皮、玄参/神阙;黄连、吴茱萸、肉桂、冰片/双涌泉。

三、注意事项及预防调护

(1)保持口腔清洁,注意饮食卫生,餐具经常消毒。

(2)饮食新鲜、清洁,不过食辛辣、油腻之品,保持大便通畅。

(3)新生儿及婴儿清洁口腔时不用粗硬布帛,动作要轻,以免损伤口腔黏膜。

(4)急性热病、久病、久泻患儿,应经常检查口腔,做好口腔护理,防止发生口疮。

(5)辨证选用金银花、野菊花、生甘草等适当中药煎剂频漱口。

(6)饮食清淡,给予半流质饮食,避免粗硬食品,保持口腔外周皮肤的卫生和干燥。

第六节　鹅口疮

一、概述

鹅口疮是以口腔散布白屑、状如鹅口为特征的儿童口腔常见疾病。中医认为该病病因包括胎热内蕴、口腔不洁、感染秽毒之邪等，病变脏腑在心、脾，日久及肾。

现代医学认为鹅口疮是由白色念珠菌感染所引起，多发生在口腔不清洁、营养不良的婴幼儿中，以2岁以内婴幼儿常见，体弱的成人亦可发生。该病症状为口腔黏膜出现乳白色斑膜，形似奶块，无痛，擦去斑膜可见下方不出血的红色创面，多见于颊、舌、软腭及口唇部。在感染轻微时，白斑不易发现，也没有明显痛感，或仅在进食时有痛苦表情。

该病一般预后良好，但治疗不及时受损黏膜可不断扩大，蔓延到咽部、扁桃体、牙龈等，严重者可蔓延至食管、支气管，少数可并发慢性黏膜皮肤念珠菌病，影响终身免疫功能。

二、辨证分型及贴敷方案

1. 心脾积热

证候：口腔白屑满布，黏膜焮红疼痛，烦躁不安，口干口臭，面赤唇红，纳呆便结，小便短黄，舌质红，苔黄腻，脉滑数，小儿指纹紫滞。

治法：清心泻脾。

处方：①黄连、黄芩、茯苓、寒水石/神阙。②大便干者加大黄、黄连、冰片/双涌泉。

2.虚火上炎

证候:口腔白屑散在,黏膜红晕不著,缠绵反复,体瘦颧红,潮热盗汗,手足心热,口干神疲,纳差便结,舌红,苔少,脉细数,小儿指纹淡紫。

治法:滋阴降火。

处方:地骨皮、玄参、生地、知母、黄柏/神阙;黄连、吴茱萸、肉桂、冰片/双涌泉。

三、注意事项及预防调护

(1)注意饮食卫生,食物宜新鲜、清洁,乳母不过食辛辣刺激之品,备孕期患阴道霉菌病(白色念珠菌性阴道炎)应及早治疗。

(2)注意小儿口腔清洁卫生,奶瓶、奶嘴、乳母的乳头保持清洁,防止婴儿损伤口腔黏膜。

(3)加强对禀赋不足、久病、久泻的婴儿的护理。

(4)避免长期使用抗生素导致体内菌群失调。

(5)患病后勤喂水,避免过热、过硬或刺激性食物。

(6)加强患儿口腔护理,可用消毒棉签蘸冷开水轻轻拭洗患儿口腔,或用相关药物洗搽口腔患处。

(7)喂养患儿时用冷开水清洗奶头,喂养后给服少量温开水清洁婴儿口腔。

(8)保持患儿大便通畅,大便干结者及时调整饮食。

(9)注意观察口腔黏膜白屑的变化,如发现患儿吞咽及呼吸困难,应立即处理。

第七节 呕吐

一、概述

呕吐是由胃失和降、胃气上逆所致的以饮食、痰涎等胃内容物从胃中上涌，自口而出为临床特征的一种病证。一般认为有物有声谓之呕，有物无声谓之吐，无物有声谓之干呕。中医认为该病病因主要为乳食积滞、脾胃虚弱、肝气犯胃、脾胃湿热等，病位在胃，与肝、脾密切相关。

现代医学认为呕吐是人体的一种保护性机制，可将食入胃内的有害物质排出体外，但频繁而剧烈的呕吐则可导致营养不良、失水、电解质紊乱、酸碱失衡，甚至引起食管和胃损伤。急慢性胃肠炎、消化性溃疡、功能性消化不良、急性胃扩张、幽门梗阻、急性阑尾炎、肠梗阻、急慢性胆囊炎、胰腺炎、急性腹膜炎、急性心肌梗死早期、脑炎、脑膜炎、脑出血、脑栓塞、高血压脑病等众多疾病均可出现呕吐症状。

二、辨证分型及贴敷方案

1.乳食积滞（食积型）

证候：呕吐酸腐，脘腹胀满，嗳气厌食，吐后觉舒，大便酸臭，或溏或结，舌质红，苔厚腻，脉滑数，小儿呕吐酸臭乳块或不消化食物，指纹紫滞。

治法：消食导滞，和胃降逆。

处方：黄连、半夏、枳实、大黄、莱菔子/神阙；焦四仙、鸡内金、连翘/中脘。

2.脾胃湿热（胃热型）

证候:食入即吐,呕频声洪,吐物酸臭,口渴唇红,烦躁面赤,舌质红,苔黄腻,脉滑数,小儿指纹紫滞。

治法:清热燥湿,和胃降逆。

处方:半夏、黄连、枳实、黄芩/神阙、中脘。

3.脾胃虚寒（胃寒型）

证候:食久方吐,或朝食暮吐,暮食朝吐,呕吐清稀痰水或不消化食物,小儿可呕吐乳块,畏寒喜暖,面色㿠白,神倦肢冷,腹痛便溏,舌淡,苔白,脉迟弱,小儿指纹偏淡。

治法:温中散寒,和胃降逆。

处方:高良姜、半夏、藿香、枳实/中脘;半夏、茯苓、白术、肉桂/神阙。

三、注意事项及预防调护

(1)避免风寒暑湿之邪或秽浊之气的侵袭。

(2)保持心情舒畅,避免焦虑、忧愁、愤怒等精神刺激。

(3)减少摄食,清淡饮食,可以易消化的粥类为主,避免进食腥秽之物,不可暴饮暴食,忌食生冷辛辣香燥食物。

(4)呕吐剧烈者卧床休息,密切观察病情变化。

第八节　胃痛

一、概述

胃痛是由胃气阻滞,胃络瘀阻,胃失所养及不通则痛导致的以上腹胃脘部疼痛为主症的常见病证,又称"胃脘痛"。中医认为胃痛的病因主要为外感寒邪、饮食伤胃、情志失调、脾胃虚弱、痰湿瘀热中阻等,病位在胃,与肝、脾密切相关。本病相当于西医学的急慢性胃炎、消化性溃疡、胃痉挛、胃下垂、胃黏膜脱垂症、胃神经官能症等疾病。

二、辨证分型及贴敷方案

1.寒邪客胃

证候:胃痛暴作,疼痛剧烈,多为绞痛,畏寒喜暖,遇寒加重,得温痛减,喜热饮食,口淡不渴,舌质淡,苔薄白,脉弦紧,小儿指纹淡红。

治法:温胃散寒,理气止痛。

处方:高良姜、香附、小茴香、枳实/神阙、中脘。

2.饮食伤胃

证候:胃脘疼痛,胀满拒按,嗳腐吞酸,吐物酸腐,小儿可呕吐不消化乳食,吐后痛减,不思饮食,大便不爽,矢气或便后觉舒,苔厚腻,脉滑实,小儿指纹紫滞。

治法:消食导滞,理气止痛。

处方:大黄、连翘、厚朴、枳实/神阙;焦四仙/中脘。

3.肝气犯胃

证候:胃脘胀痛,痛连两胁,胸闷嗳气,喜长叹息,烦躁恼怒加重,嗳气矢气痛减,大便不爽,苔白,脉弦,小儿指纹紫滞。

治法:疏肝和胃,理气止痛。

处方:柴胡、白芍、枳实、甘草/神阙。

4.湿热阻胃

证候:胃痛急迫,灼热拒按,恶心纳呆,口干口苦,口渴不饮,大便不爽,小便短黄,舌质红,苔黄腻,脉滑数,小儿指纹紫滞。

治法:清热利湿,理气调中。

处方:黄连、黄芩、半夏、干姜/神阙;元胡、枳实、藿香、黄连/中脘。

5.脾胃虚寒

证候:胃痛隐隐,喜温喜按,遇寒加重,空腹痛甚,得食痛减,泛吐清水,神疲肢倦,手足不温,纳呆便溏,舌质淡,苔薄白,脉弱或沉缓,小儿指纹偏淡。

治法:温中补虚,缓急止痛。

处方:党参、白术、茯苓、砂仁、肉桂/神阙;高良姜、附子/命门。

三、注意事项及预防调护

(1)饮食以少食多餐,营养丰富,清淡易消化为原则。

(2)不宜饮酒及过食生冷、辛辣食物,切忌粗硬饮食、暴饮、暴食或饥饱无常。

(3)保持精神愉快,避免忧思恼怒及情绪紧张。

(4)注意劳逸结合,避免劳累,病情较重时适当休息。

(5)慎用水杨酸、肾上腺皮质激素等西药。

第九节　腹痛

一、概述

腹痛是指以胃脘以下,耻骨毛际以上的部位疼痛为主要表现的一种病证。中医认为腹痛的病因病机包括寒、热、虚、实、气滞、血瘀等方面,常相互影响,相因为病,或相兼为病,病变复杂。凡外邪入侵、饮食所伤、情志失调、跌仆损伤以及气血不足、阳气虚弱等原因,引起腹部脏腑气机不利,经脉气血阻滞,脏腑经络失养,均可发生腹痛。腹痛作为临床上的常见症状,可见于西医学的许多疾病当中,如急慢性胰腺炎、胃肠痉挛、不完全性肠梗阻、结核性腹膜炎、腹型过敏性紫癜、肠易激综合征、消化不良性腹痛等,某些外科、妇科疾病也可伴有腹痛。

二、辨证分型及贴敷方案

1.寒邪客腹

证候:腹痛拘急,痛处喜暖,遇寒加重,得温痛减,肠鸣辘辘,面色苍白,唇紫肢冷,便稀或秘,小便清长,舌质淡,苔白滑,脉沉紧,小儿指纹偏红。

治法:温中散寒,理气止痛。

处方:①肉桂、川芎、枳壳、元胡/神阙。②呕吐者加高良姜、半夏、藿香/中脘。

2.乳食积滞

证候:脘腹胀满,疼痛拒按,嗳腐吞酸,不思饮食,或大便秘结,或泻后痛减,或吐物酸馊,矢气频作,粪便酸臭,舌淡红,苔厚腻,脉沉滑,小儿指纹紫滞。

治法:消食导滞,理气止痛。

处方:①苍术、莱菔子、枳实、鸡内金/神阙。②寒重者加干姜、藿香;食积化热,大便不通者加大黄、芒硝。

3. 湿热阻滞

证候：腹痛拒按，大便秘结，或溏泻不爽，烦躁口渴，手足心热，唇舌鲜红，苔黄燥或黄腻，脉滑数或沉实，小儿指纹紫滞。

治法：泄热导滞，行气通腑。

处方：大黄、芒硝、枳实、厚朴、莱菔子/神阙、左下腹乙状结肠处。

4. 肝气郁滞

证候：腹痛胀闷，痛无定处，痛引少腹，或两胁窜痛，时痛时止，忧思、恼怒加重，嗳气、矢气则舒，舌质红，苔薄白，脉弦涩。

治法：疏肝解郁，理气止痛。

处方：大黄、柴胡、半夏、白芍、枳实/神阙。

5. 瘀血内停

证候：腹痛较久，痛如针刺，痛处固定，或肿块拒按，青筋显露，舌质紫暗，或有瘀斑，脉细涩，小儿指纹紫滞。

治法：活血化瘀，理气止痛。

处方：大黄、柴胡、半夏、白芍、枳实/神阙；桂枝、茯苓、桃仁、丹皮/关元。

6. 脾胃虚寒

证候：腹痛绵绵，时作时止，喜温喜按，气短懒言，面白少华，神疲肢冷，或食后腹胀，纳差便溏，舌质淡，苔薄白，脉沉细，小儿指纹淡红。

治法：温中补虚，缓急止痛。

处方：桂枝、白芍、党参、茯苓/神阙；肉桂、吴茱萸/双涌泉。

附：肠系膜淋巴结炎

此处肠系膜淋巴结炎又称"咽喉病毒感染伴肠系膜及腹膜

后淋巴结炎",是指由于上呼吸道感染引起的回肠、大肠区急性肠系膜淋巴结炎。本病常见于 15 岁以下的儿童,在上呼吸道感染后,有咽痛,倦怠不适,继之腹痛,恶心,呕吐,发热,腹痛以脐周及右下腹多见,呈阵发性发作,有压痛和反跳痛,但不如阑尾炎严重,痛点亦不固定。本病可按照以下中医辨证分型和处方进行贴敷治疗:

1. 寒凝血瘀

证候:脐周疼痛,腹痛隐隐,得温则减,遇寒加重,面色苍白,或有呕吐腹泻,小便清长,舌质淡,苔白滑,脉濡缓。

治法:温中散寒,消积止痛。

处方:①高良姜、芒硝、元胡、白芍/神阙。②呕吐者加高良姜、半夏、枳实/中脘;局部热敷或烤灯。

2. 湿热蕴结

证候:脐周疼痛,腹胀拒按,口苦咽干,不思饮食,或有恶心、呕吐、发热,大便秘结或臭秽,舌质红,苔黄腻,脉弦滑数。

治法:清热解毒,消积止痛。

处方:大黄、芒硝、元胡、浙贝母/神阙。

三、注意事项及预防调护

(1)节饮食,适寒温,调情志。

(2)寒痛者要注意保暖,虚痛者宜进食易消化食物,热痛者忌食肥甘厚味和醇酒辛辣,食积者注意节制饮食,气滞者要保持心情舒畅。

第十节　泄泻

一、概述

泄泻是以大便次数增多,粪质稀薄,甚至泻出如水样为临床特征的病证。溏薄势缓者为泄,清稀势急者为泻,并称"泄泻"。中医认为该病的主要病因为感受外邪、饮食所伤、情志失调、脾胃虚弱、命门火衰等,这些病因导致脾虚湿盛,脾失健运,肠道传化失常,升降失调,清浊不分,而成泄泻。泄泻的病因有外感、内伤之分,外感之中湿邪最为重要,内伤当中脾虚最为关键。脾虚湿盛是本病的基本病机。本病可见于西医学的急慢性肠炎、肠结核、肠道肿瘤、肠易激综合征、吸收不良综合征等多种疾病,应注意的是本病与西医腹泻的含义不完全相同。

二、辨证分型及贴敷方案

1. 食积泻

证候:大便稀溏,臭如败卵,脘腹胀满,疼痛拒按,便前腹痛,泻后痛减,嗳腐酸臭,不思饮食,或有呕吐,小儿大便可有乳凝块或食物残渣,苔厚腻,脉滑实,小儿指纹较滞。

治法:消食导滞止泻。

处方:大黄、连翘、鸡内金、莱菔子/神阙;焦四仙/中脘。

2. 湿热泻

证候:泻下急迫,或泻而不爽,粪色黄褐,气味臭秽,或夹黏液,肛门灼热,烦躁口渴,腹痛呕恶,小便短黄,舌质红,苔黄腻,脉滑数,小儿指纹偏紫。

治法:清热燥湿止泻。

处方:葛根、黄芩、黄连、车前子/神阙;苦参、苍术、吴茱萸、冰片/双涌泉。

3.寒湿泻

证候:大便清稀,甚则如水,或夹泡沫,臭气不甚,肠鸣腹痛,脘闷纳差,若兼外感风寒,则发热恶寒,头身疼痛,咳嗽涕清,舌质淡,苔白腻,脉濡缓或浮紧,小儿指纹淡红。

治法:散寒祛湿止泻。

处方:丁香、肉桂、茯苓、藿香/神阙;麻黄、桂枝、荆芥、防风/肺俞。

4.肝气乘脾

证候:泄泻肠鸣,腹痛攻窜,矢气频作,胸胁胀闷,嗳气纳差,多因抑郁恼怒、情绪紧张而诱发,舌淡,脉弦。

治法:疏肝理气,健脾止泻。

处方:苍术、枳壳、茯苓/神阙;党参、白术、茯苓、山药/中脘。

5.脾胃气虚

证候:大便稀溏,色淡不臭,轻重反复,食后脘闷,进食油腻便次增加,面色萎黄,神疲形瘦,舌淡,苔白,脉细弱,小儿指纹偏淡。

治法:益气健脾,化湿止泻。

处方:党参、白术、茯苓、砂仁/神阙;白术、茯苓、肉桂、泽泻/关元;缓解后细辛、白芥子常规贴敷。

6.脾肾阳虚

证候：大便清稀，完谷不化，腹痛喜温，泻后痛减，面色㿠白，神疲肢冷，腰膝酸软，或见脱肛，成人可见五更泄泻，小儿可见睡时露睛，舌淡，苔白，脉细弱，小儿指纹较淡。

治法：温肾健脾，固涩止泻。

处方：党参、白术、茯苓、干姜、附子、补骨脂/神阙、命门。

三、注意事项及预防调护

（1）养成良好的卫生习惯，不饮生水，忌食腐馊变质食物，少食生冷瓜果。

（2）居处冷暖适宜，并可结合食疗健脾益胃。

（3）一些急性泄泻患者可暂禁食，以利于病情的恢复。

（4）对重度泄泻者，应注意防止津液亏损，及时补充体液，可给予流质或半流质饮食。

（5）小儿提倡母乳喂养，不宜在夏季及患病时断奶，注意科学喂养并遵守添加辅食的原则。

第十一节　痢疾

一、概述

痢疾是因外感时行疫毒，内伤饮食而致邪蕴肠腑，气血壅滞，传导失司，以腹痛腹泻，里急后重，排赤白脓血便为主要临床表现的常见肠道传染病。痢疾一年四季均可发病，但以夏秋季节为最多。中医学认为该病的主要病因为外感暑湿热等时疫毒邪,蕴结肠腑,或饮食失宜,疫毒从口而入,积滞肠间,发为痢疾。痢疾因感邪性质和机体体质的不同又可分为湿热痢和寒湿痢,若病邪因疫毒太盛,则为疫毒痢。痢疾日久,耗伤正气则可出现虚寒痢、阴虚痢等证型。中医学的痢疾与西医学的痢疾病名相同,部分临床表现一致,包含了西医学中的细菌性痢疾、阿米巴痢疾,以及似痢非痢的疾病,如非特异性溃疡性结肠炎、局限性肠炎、结肠直肠恶性肿瘤等。

二、辨证分型及贴敷方案

1.疫毒痢

证候:起病急骤,腹痛剧烈,后重显著,痢下鲜紫脓血,壮热口渴,头痛烦躁,恶心呕吐,甚则神昏惊厥,舌红绛,苔黄燥,脉滑数或脉微欲绝。

治法:清热解毒,凉血消积。

处方:大黄、芒硝、黄柏、马齿苋/神阙;黄连、半夏、枳实、丹皮/中脘;大黄煎汤,合芒硝灌肠,或大黄粉、芒硝粉、开塞露灌肠。

2.湿热痢

证候:腹部疼痛,里急后重,痢下赤白脓血,黏如胶冻,气味腥臭,肛门灼热,小便短黄,舌质红,苔黄腻,脉滑数。

治法:清热利湿,调气和血。

处方:大黄、黄连、黄柏、马齿苋/神阙;白芍、枳实、丹皮、焦山楂/中脘。

3.寒湿痢

证候:腹痛拘急,里急后重,痢下赤白黏冻,赤少白多,或见纯白,腹胀口淡,头身困重,舌质淡,苔白腻,脉濡缓。

治法:温中燥湿,调气和血。

处方:①藿香、苍术、枳实、厚朴、肉桂、半夏、陈皮/神阙。②痢下赤白相间者原方加当归、白芍、木香。

4.虚寒痢

证候:脘腹隐痛,喜温喜按,痢下赤白,清稀无臭,肛门坠胀,便后加重,畏寒肢冷,腰膝酸软,纳差神疲,舌淡,苔白,脉沉细弱。

治法:温肾补脾,涩肠固脱。

处方:①人参、白术、赤石脂、肉豆蔻、当归、白芍/神阙;干姜、肉桂/关元。②食积未尽者加焦四仙/中脘。

5.阴虚痢

证候:脐下灼痛,虚坐努责,痢下赤白,脓血黏稠,或下鲜血,日久不愈,口干心烦,至夜转剧,舌红少津,苔少或花剥,脉细数。

治法:养阴和营,清热化湿。

处方:当归、白芍、阿胶、生地黄、黄芩、黄连/神阙。

6.休息痢

证候:下痢时发时止,日久不愈,多因饮食不当、受惊、劳累而诱发,发时便次增多,夹有赤白黏冻,腹胀纳差,倦怠嗜卧,舌淡,苔腻,脉濡软或虚数。

治法:温中健脾,行气导滞。

处方:黄连、枳实、木香/神阙;干姜、人参、白术、茯苓/中脘。

三、注意事项及预防调护

(1)做好水、粪的管理以及饮食的管理,消灭苍蝇等。

（2）流行季节，可适当食用生蒜，亦可食用马齿苋、绿豆等预防。

（3）做好床旁隔离，适当休息，宜食清淡易消化食物，忌食辛辣、荤腥、油腻等难消化之物。

第十二节　便秘

一、概述

便秘是指由于大肠传导功能失常导致的以大便排出困难，排便时间或排便间隔时间延长为临床特征的病证。便秘既是一种独立的病证，也是一个在多种急慢性疾病过程中经常出现的症状，此处主要讨论前者。中医认为该病病因主要有外感寒热之邪、内伤饮食情志、病后体虚、阴阳气血不足等，病位在大肠，并与脾、胃、肺、肝、肾等脏器功能失调密切相关。本病可见于西医学中的功能性便秘、肠易激综合征、肠炎恢复期、直肠及肛门疾病所致之便秘、药物性便秘、内分泌及代谢性疾病所致的便秘以及肌力减退所致的便秘等。

现代医学认为，便秘从病因上可分为器质性便秘和功能性便秘。器质性便秘主要由肠管、肛门、内分泌系统、神经系统等病变引起，功能性便秘则主要与饮食、精神情绪、结肠运动、年老体弱等因素相关。临床表现为每周排便少于 3 次，排便困难，排便时间延长，粪便干结如羊粪，便后有未尽感，多伴腹痛腹胀、神疲乏力、头晕失眠、焦虑烦躁等症状，在左下腹乙状结肠部位可触及条索状物。该病患病率高达 27%，但只有一小部分患者会就诊,女性多于男性,老年多于青壮年。

二、辨证分型及贴敷方案

(一)实秘

1.食积秘

证候:大便秘结,脘腹胀痛,恶心呕吐,口气臭秽,不欲饮食,手足心热,小便短黄,舌质红,苔黄厚,脉沉有力,小儿指纹紫滞。

治法:健脾消食通便。

处方:大黄、芒硝、杏仁、莱菔子/神阙、左下腹乙状结肠处。

2.气郁秘

证候:大便秘结,欲便不得,便而不爽,嗳气频作,肠鸣矢气,胸胁痞满,腹胀纳呆,舌质红,苔薄腻,脉弦,小儿指纹偏滞。

治法:疏肝理气通便。

处方:大黄、槟榔、枳实、莱菔子/神阙;当归、白芍、柴胡/右腋中线第10肋间。

3.燥热秘

证候:大便干结,便秘不通,或如羊屎,口干口臭,或见口疮,身热面赤,小便短黄,舌质红,苔黄燥,脉滑数,小儿指纹偏紫。

治法:润肠泄热通便。

处方:大黄、枳实、厚朴、杏仁、当归、白芍/神阙;适当饮用蜂蜜水。

4.寒积秘

证候:大便艰涩,腹痛拘急,胀满拒按,胁下偏痛,手足不温,呃逆呕吐,舌质淡,苔白腻,脉弦紧,小儿指纹偏紫。

治法:温里散寒通便。

处方:附子、高良姜、大黄、枳实、厚朴/神阙;干姜、党参、木香/中脘。

（二）虚秘

1.气虚秘

证候:便不干硬,虽有便意但排便困难,用力努挣则汗出短气,便后乏力,肢倦神疲,舌淡,苔白,脉弱。

治法:益气通便。

处方:黄芪、白术、党参、麻仁、杏仁/神阙。

2.血虚秘

证候:大便干结,面白唇淡,头晕目眩,心悸气短,失眠健忘,舌淡,苔白,脉细。

治法:养血通便。

处方:生地黄、当归、火麻仁、桃仁、枳壳/神阙。

3.阳虚秘

证候:便干或不干,排出困难,面色㿠白,脘腹冷痛,腰膝酸冷,四肢不温,舌淡,苔白,脉沉迟。

治法:温阳通便。

处方:附子、肉苁蓉、牛膝、火麻仁/神阙。

4.阴虚秘

证候:大便干结,状如羊屎,形体消瘦,两颧红赤,潮热盗汗,心烦失眠,腰膝酸软,头晕耳鸣,舌红,苔少,脉细数。

治法:滋阴通便。

处方:生地黄、沙参、麦冬、当归、白芍、木香/神阙。

三、注意事项及预防调护

(1)注意饮食调节,适当多食富含纤维素的粗粮、蔬菜、水果,避免辛辣燥火之食。

(2)增加体力活动,加强腹肌锻炼,避免久坐少动。

(3)应保持心情舒畅,避免忧思恼怒。

(4)养成定时排便的习惯,必要时可进行排便训练,临时对症治疗可用开塞露塞肛。

第十三节　小儿厌食

一、概述

厌食指以小儿较长时期不思进食,厌恶摄食为主症的脾胃病证。该病以厌恶摄食为主症,若是其他外感、内伤疾病中出现厌食症状,则不属于本病。中医认为本病多由于饮食不节、喂养不当而致,其他病因还有他病失调、脾胃受损,先天不足、后天失养,暑湿熏蒸、脾阳失展,情志不畅、思虑伤脾等。病变脏腑在脾胃,发病机理主要为脾胃运化功能失常。

现代医学将该病称为"小儿厌食症",主要与乱吃零食,过食冷饮,乱给"营养食品",微量元素缺乏,某些内分泌激素不足,药物因素,精神因素以及某些全身性疾病的影响有关。本病调理得当一般预后良好,若调理失宜,则可并发营养缺乏、生长障碍、抵抗力下降及各种感染性疾病。

二、辨证分型及贴敷方案

1.脾胃气虚

证候:食欲不振,胸闷脘痞,大便不调,或完谷不化,形体偏瘦,面色少华,肢倦乏力,舌质淡,苔薄白,脉缓弱。

治法:益气健脾,开胃消食。

处方:苍术、鸡内金、槟榔、九香虫、芒硝/中脘;党参、肉桂、白术、茯苓/神阙;四缝穴点刺。

2.脾胃阴虚

证候:食欲不振,食少饮多,烦躁少寐,手足心热,口干颧红,肤燥便干,小便短黄,舌红少津,苔少或剥,脉细数。

治法:滋阴养脾,健胃助运。

处方:苍术、鸡内金、槟榔、胡黄连、九香虫、芒硝/中脘;党参、白术、麦冬、五味子、白芍/神阙;四缝穴点刺。

3.肝脾不和

证候:嗳气恶食,胸胁痞满,性急心烦,口苦泛酸,神疲肢倦,面色少华,大便不调,舌质红,苔薄黄,脉弦细。

治法:疏肝健脾,理气助运。

处方:苍术、鸡内金、槟榔、胡黄连、九香虫/中脘;党参、白术、甘松、青黛、肉桂/脾俞;柴胡、半夏、白芍、枳实、大黄/神阙;四缝穴点刺。

三、注意事项及预防调护

(1)合理喂养和培养良好的饮食习惯,母乳喂养者4个月后逐步添加辅食。

(2)积极防治各种感染性疾病,避免滥用药物。

(3)增强体质,适当室外活动,保障小儿身心健康成长。

(4)纠正不良饮食习惯,"乳贵有时,食贵有节",不挑食,不偏食,饮食定时定量,荤素搭配,慎食油腻厚味和生冷坚硬,鼓励多食蔬菜水果和五谷杂粮,勿随便服用补品补药。

第十四节　小儿积滞

一、概述

积滞又称"食积",是由小儿喂养不当,内伤乳食,停积胃肠,脾运失司所致,以不思乳食、腹胀嗳腐、大便酸臭或便秘为特征的小儿常见脾胃病证。中医认为该病的病因主要是乳食内积,损伤脾胃。基本病机为乳食不化,停积胃肠,脾运失常,气滞不行。本病一年四季皆可发生,夏秋季节,暑湿易困脾气,发病率较高,常在感冒、泄泻、疳证中合并出现。脾胃虚弱,先天不足以及人工喂养的婴幼儿容易反复发病。少数患儿食积日久,迁延失治,形体日渐羸瘦,可转化成疳,故有"积为疳之母,无积不成疳"之说。本病与西医学消化不良相近。

现代医学认为该病是胃肠运动功能障碍、内脏高敏感性、胃酸分泌异常、幽门螺杆菌(Hp)感染、精神心理因素等多因素综合作用的结果,并与一次性尝试新食物太多、食品搭配不合理、饮食不易消化等有关。该病大多预后良好,但在诊断过程中需注意排除其他器质性疾病。

二、辨证分型及贴敷方案

1.乳食积滞

证候:不思乳食,嗳腐酸馊,呕吐食乳,脘腹胀满,疼痛拒按,大便酸臭,哭闹烦躁,舌淡红,苔白腻,脉弦滑,指纹紫滞。

治法：消食化乳，和中导滞。

处方：焦四仙、枳实/中脘；半夏、陈皮、茯苓、连翘、莱菔子/神阙。

2.食积化热

证候：不思乳食，腹胀灼热，口干心烦，大便臭秘，小便短黄，舌质红，苔黄腻，脉滑数，指纹紫滞。

治法：清热消积，和中导滞。

处方：焦四仙/中脘；大黄、枳实、连翘、厚朴/神阙。

3.脾虚夹积

证候：不思乳食，食则饱胀，腹满喜按，形瘦面黄，神疲肢倦，便溏酸腥，或乳食不化，舌质淡，苔白腻，脉细滑，指纹淡滞。

治法：益气健脾，消食导滞。

处方：焦四仙/中脘；党参、白术、茯苓、枳实、苍术/神阙。

三、注意事项及预防调护

（1）调整饮食结构，少吃肉类、冷饮、碳酸饮料、零食。应注意避免进食诱发症状的食物，如咖啡、酒以及高脂食物等。

（2）养成良好的进餐习惯，不要过饱，按时进餐，多吃蔬菜、水果是调整消化功能的好方法。教育儿童养成良好的排便习惯，使排便正常化可能有助于改善消化不良症状。

（3）控制饮食，减少喂奶和进餐次数，给予山楂水代茶饮，保证户外活动时间。

（4）适当的心理治疗对疾病康复有重要作用，可改善症状。

第十五节　小儿夜啼

一、概述

夜啼指婴儿白天可安静入睡,入夜则啼哭不安,时哭时止,或每夜定时啼哭,甚则通宵达旦的病证。新生儿及婴儿常以啼哭表达饥饿、惊恐、尿布潮湿、衣被过冷或过热等痛苦,若喂以乳食,安抚亲昵,更换潮湿尿布,调整衣被厚薄后,啼哭可很快停止,则不属病态。本节主要讨论婴儿夜间不明原因的反复啼哭。中医认为该病主要因脾寒、心热、惊恐所致;寒则痛而啼,热则烦而啼,惊则神不安而啼;寒、热、惊为本病主要病因病机。

二、辨证分型及贴敷方案

1.惊恐伤神

证候:夜间突啼,似见异物,啼声尖锐,时高时低,时缓时急,神情不安,时作惊惕,紧偎母怀,面乍青白,苔白,脉数,指纹偏紫。

治法:补气养心,定惊安神。

处方:党参、白术、茯苓、当归、白芍/神阙;琥珀、茯神、远志、石菖蒲/膻中。

2.心经积热

证候:啼声较响,见光尤甚,面赤唇红,身腹较暖,烦躁便结,小便短黄,舌尖红,苔薄黄,指纹多紫。

治法:凉血清心,泻火安神。

处方:生地黄、竹叶、通草、灯芯草、大黄、栀子/神阙;地骨皮、知母、石膏、钩藤、蝉蜕/双内关。

3.脾胃寒凝

证候:啼声低弱,时哭时止,睡卧蜷曲,肢冷腹凉,喜温喜按,吮乳无力,面色青白,纳差便溏,小便清长,舌质淡,苔薄白,指纹淡红。

治法:温脾散寒,行气止痛。

处方:乌药、高良姜/神阙;白芍、陈皮、香附/中脘;附子、干姜、桂枝、苍术、白芥子/足三里。

三、注意事项及预防调护

(1)注意保持周围环境安静祥和,检查衣服被褥有无异物刺伤皮肤。

(2)婴儿无故啼哭不止,要注意寻找原因,如饥饿、过饱、闷热、寒冷、虫咬、尿布浸渍、衣被刺激等,除去引起啼哭的原因。

第十六节　失眠

一、概述

失眠,又称"不寐",是指由情志失调、饮食内伤、病后体虚、年迈体衰、禀赋不足和心虚胆怯等病因,引起心神失养或心神不安,从而导致经常不能获得正常睡眠为特征的病证。该病主要表现为睡眠的时间、深度不足以消除疲劳,轻者入睡困难,或寐而不酣,时寐时醒,或醒后不能再寐,重则彻夜不眠。中医认为该病基本病机一则以心血虚、胆虚、脾虚、肾阴亏虚进而导致心失所养为主,二则由心火偏亢、肝郁、痰热、胃失和降进而导致心神不安为主。其病位在心,与肝、胆、脾、胃、肾等脏器功能失调密切相关。西医学神经官能症、更年期综合征等以失眠为主要临床表现时可参考本节内容治疗。

现代医学将失眠按病因划分为原发性失眠和继发性失眠。原发性失眠通常缺少明确病因,或在排除可能引起失眠的病因后仍遗留失眠症状,主要包括心理生理性失眠、特发性失眠和主观性失眠三种类型。继发性失眠则多由于躯体疾病、精神障碍、药物滥用以及睡眠呼吸紊乱、睡眠运动障碍等引起,常与其他疾病同时发生。

二、辨证分型及贴敷方案

1. 痰热扰心

证候:心烦不寐,胸闷脘痞,嗳气泛恶,头重,口苦,目眩,舌质红,苔黄腻,脉滑数。

治法:清热化痰,和中安神。

处方:半夏、黄连、黄芩、瓜蒌、枳实/神阙;柴胡、地龙、川芎、酸枣仁、柏子仁/大椎。

2. 肝火扰心

证候:少寐多梦,甚则彻夜不寐,急躁易怒,头晕头胀,目赤耳鸣,口干口苦,纳差便秘,舌红,苔黄,脉弦数。

治法:疏肝泻火,镇心安神。

处方:大黄、柴胡、半夏、枳实、白芍、黄芩/神阙;柴胡、当归、白芍、枳实、夏枯草/期门或肝区。

3.心胆气虚

证候：虚烦不寐，触事易惊，胆怯不安，心悸气短，体倦自汗，舌淡，苔白，脉弦细。

治法：益气镇惊，定志安神。

处方：党参、白术、茯苓、琥珀/神阙；远志、石菖蒲/膻中；酸枣仁、川芎、知母/期门或肝区。

4.心脾两虚

证候：入睡困难，多梦易醒，心悸健忘，头晕目眩，面色少华，纳呆神疲，腹胀便溏，四肢倦怠，舌淡，苔薄，脉细弱。

治法：补益心脾，养血安神。

处方：党参、白术、茯苓、当归、白芍/神阙；葛根、柴胡、地龙、川芎、酸枣仁、柏子仁/大椎。

5.心肾不交

证候：入睡困难，少寐多梦，心烦心悸，腰膝酸软，头晕耳鸣，潮热盗汗，五心烦热，咽干少津，男子遗精，女子经乱，舌红，苔少，脉细数。

治法：滋阴降火，交通心肾。

处方：熟地黄、山萸肉、山药、丹皮/神阙；肉桂、黄连、吴茱萸/双涌泉。

三、注意事项及预防调护

（1）养成良好的生活习惯，并改善睡眠环境。

（2）按时睡觉，不经常熬夜，睡前不饮浓茶、咖啡和抽烟等。

（3）注意精神调摄，保持心情愉快，做到喜恶有节，解除忧思焦虑。

（4）劳逸结合，加强体育锻炼，提高工作、学习的效率。

第十七节　注意力缺陷多动障碍

一、概述

注意力缺陷多动障碍指患儿智力正常或接近正常，以难以控制的动作过多，注意力不集中，情绪不稳，冲动任性，并有不同程度学习困难为临床特征的病证。该病男孩多于女孩，好发年龄为 6～14 岁，占学龄儿童的 5％～10％。中医认为该病病因主要为先天禀赋不足、产时或产后损伤、后天护养不当、病后失养、忧思惊恐过度等，病位涉及心、肝、脾、肾，病理性质为本虚标实，阴虚为本，阳亢、痰浊、瘀血为标。本病预后良好，绝大多数患儿到青春期逐渐好转而痊愈。

二、辨证分型及贴敷方案

1.痰火内扰

证候：神思不定，多动多语，烦躁冲动，难以制约，兴趣多变，胸中烦热，懊恼口苦，纳差便结，小便短黄，舌质红，苔黄腻，脉滑数。

治法：清热化痰，泻火宁心。

处方：半夏、陈皮、瓜蒌、黄连/中脘；大黄、芒硝、枳实/神阙。

2.心脾两虚

证候：神思涣散，多动不躁，语言冒失，做事不谨，睡眠不深,记忆力差,面白无华,自汗盗汗,纳差神疲,舌质淡,苔薄白,脉细弱。

治法:养心安神,健脾益气。

处方:党参、黄芪、白术、茯苓、远志、酸枣仁/神阙。

3.肝肾阴虚

证候:神思不定,急躁易怒,任性难控,多动难静,记忆力差,学习不佳,或五心烦热,遗尿腰酸,盗汗便结,舌红,苔薄,脉弦细。

治法:益肾滋阴,平肝潜阳。

处方:熟地黄、山萸肉、山药、茯苓、白术、丹皮/神阙。

4.肝旺脾虚

证候:神思涣散,急躁易怒,多动多语,兴趣多变,胸闷烦躁,言语冒失,记忆力差,面色无华,睡眠不深,纳呆便溏,舌质红,苔薄白,脉弦细。

治法:疏肝解郁,健脾益气。

处方:①党参、白术、茯苓、山药/神阙;当归、白芍、柴胡、钩藤/期门或肝区。②消化不良者加焦四仙/中脘。

三、注意事项及预防调护

(1)孕妇保持心情愉快,营养均衡,禁烟酒,慎用药,避免早产、难产及新生儿窒息。

(2)发现小儿异常表现,及早进行疏导和治疗。

(3)关心体谅患儿,耐心帮助,循序渐进,不责骂体罚,多表扬鼓励。

(4)训练患儿规律生活,确保营养均衡,避免兴奋性、刺激性食物。

（5）防止攻击性、破坏性和危险性行为的发生，避免食用兴奋性和刺激性的饮料和食物。

第十八节　小儿遗尿

一、概述

遗尿是指3岁以上小儿不能自主控制排尿，经常睡中小便自遗，醒后方觉的病证。婴幼儿时期，由于脏腑娇嫩，智力未全，排尿的自控能力尚未形成；学龄儿童也常因日间玩耍过度，夜晚熟睡不醒，偶然发生遗尿，均非病态。若年龄超过3岁，特别是5岁以上的儿童，睡中经常遗尿，轻者数日一次，重者可一夜数次，则为病态。本病发病率男孩高于女孩，部分有明显的家族史。病程较长，或反复发作，重症病例白天睡眠也会遗尿，严重者产生自卑感，影响身心健康和生长发育。中医认为尿液的生成与排泄与肺、脾、肾、三焦、膀胱有着密切关系。遗尿的发病机制虽主要为膀胱失约，但与肺、脾、肾等脏器功能失调和三焦气化失司亦密切相关，其主要病因为肾气不固、脾肺气虚、肝经湿热。此外，亦有缺少教育，没有养成夜间主动起床排尿的习惯，任其自遗，久而久之，形成习惯性遗尿者。本病调理得当，一般会随年龄增长而愈。

二、辨证分型及贴敷方案

1.下焦虚寒（肾阳亏虚）

证候：夜间遗尿，多则数次，量多尿清，畏寒肢冷，腰膝酸软,面色少华,神疲倦怠,舌质淡,苔白滑,脉沉弱。

治法:温肾助阳,培元固尿。

处方:附子、肉桂、巴戟天、吴茱萸/命门;桂枝、茯苓、丹皮、桃仁、肉桂/关元。

2.心肾不交

证候:梦中遗尿,睡眠不安,烦躁多动,难以自制,或五心烦热,形瘦颧红,舌红,苔少,脉细数。

治法:清心安神,滋肾固尿。

处方:地骨皮、蝉蜕、丹皮、栀子/内关;肉桂、黄连/双涌泉。

3.肺脾气虚

证候:夜间遗尿,日间尿多,小便清长,自汗多汗,易于外感,面色萎黄,神疲肢倦,纳差便溏,舌淡红,苔薄白,脉细弱。

治法:补肺益气,健脾升清。

处方:党参、黄芪、白术、茯苓、诃子/神阙;麻黄、益智仁、桑螵蛸、茯苓/肺俞。

三、注意事项及预防调护

(1)自幼儿开始培养按时和睡前排尿的良好习惯。

(2)积极预防和治疗能够引起遗尿的疾病。

(3)对遗尿患儿要耐心教育引导,切忌打骂、责罚,鼓励患儿消除怕羞和紧张情绪,建立起战胜疾病的信心。

(4)白天可饮水,晚餐不进稀饭、汤水,每日晚饭后注意控制饮水量,不喝牛奶、饮料、汤药等。

(5)在夜间经常发生遗尿的时间前,及时唤醒患儿排尿,逐步养成自控的排尿习惯,坚持训练1～2周。

第十九节　五迟、五软

一、概述

五迟是指立迟、行迟、语迟、发迟、齿迟，五软是指头项软、口软、手软、足软、肌肉软，均属于小儿生长发育障碍病证。五迟以发育迟缓为特征，五软以痿软无力为主症，两者既可单独出现，也常互为并见。中医认为该病病因主要为先天禀赋不足，兼有后天调护失当。先天父精不足，母血虚弱，或母体孕中患病、药物受害等遗患胎儿，以致早产、难产，生子多弱，精气未充，髓脑未满，脏气虚弱，筋骨肌肉失养，发为该病。后天护理不当、乳食不足、哺养失调、体弱多病或大病之后失于调养，以致脾胃亏损，气血虚弱，筋骨肌肉失养，亦致发病。五迟、五软的总病机为五脏不足，气血虚弱，精髓不充，导致生长发育障碍。西医学的脑发育不全、智力低下、脑性瘫痪、佝偻病等，均可见到五迟、五软证候。该病多数患儿由先天禀赋不足所致，病情较重，预后不良；少数由后天因素引起者，若症状较轻，治疗及时，可以康复。

二、辨证分型及贴敷方案

1.肝肾亏虚

证候：立迟行迟，齿迟头软，手软足软，头方囟宽，发育迟缓，筋骨萎弱，目中无神，迟钝易惊，夜卧不安，舌淡，苔少，脉沉细，指纹色淡。

治法:补肾填髓,养肝强筋。

处方:熟地黄、山萸肉、山药、茯苓、泽泻、丹皮/神阙;配合饮食调理,补充营养。

2.心脾两虚

证候:语迟发迟,肌软口软,神呆智低,发黄肢软,吮嚼无力,流涎弄舌,纳差便结,舌淡胖,舌苔少,脉细弱,指纹色淡。

治法:补血养心,益气健脾。

处方:党参、黄芪、白术、茯苓、熟地黄、当归、白芍、川芎、石菖蒲/神阙;配合饮食调理,补充营养。

3.痰瘀阻滞

证候:失聪失语,意识不清,反应迟钝,动作不灵,或吞咽困难,痰鸣流涎,或关节强硬,肌肉软弱,甚或癫痫发作,舌胖瘀斑,苔腻,脉沉涩或滑,指纹暗滞。

治法:化痰开窍,祛瘀通络。

处方:半夏、陈皮、茯苓、石菖蒲/中脘;大黄、桃仁、红花、川芎、郁金/神阙。

三、注意事项及预防调护

(1)宣传优生优育知识,禁止近亲结婚,婚前健康检查,避免发生遗传性疾病。

(2)孕妇注意养胎、护胎,加强营养,按期检查,不滥服药物。

(3)婴儿应合理喂养,注意防治各种急、慢性疾病。

(4)重视功能锻炼,加强智力训练教育,加强营养,科学调养。

(5)适当推拿按摩萎软肢体,防止肌肉萎缩。

第二十节　奶麻(幼儿急疹)

一、概述

奶麻是外感时邪(人类疱疹病毒 6、7 型)引起的,以急性高热,3～4 天后体温骤降,同时全身出现玫瑰红色小丘疹,疹退无痕迹为主要症状的急性发疹性传染病。中医认为该病病因为感受风热时邪,病机为邪郁肌表,与气血相搏,外泄于肌肤。该病一年四季均可发生,以春季居多,好发年龄为 6～18 个月。起病急骤,发热较高,持续不退,患儿一般情况良好,偶有轻微流涕,咳嗽,咽红,神情烦躁。发热 3～4 天,体温可骤然降至正常,热退时或热退数小时后全身出现玫瑰红色皮疹,以躯干为多,头面、颈部及四肢较少。皮疹发出后 1～2 天内消退,无脱屑及色素沉着。该病一般预后良好,大多患儿出疹顺利,并发症极少,偶有下呼吸道感染、心功能不全、心肌炎、中耳炎等并发症。

二、辨证分型及贴敷方案

1.邪郁肌表

证候:突发高热,持续三四天,或稍烦躁,面赤咽红,纳差口干,或囟填肢搐,舌质红,苔薄黄,脉浮数,指纹浮紫。

治法:透表解热。

处方:①麻黄、杏仁、荆芥、防风/大椎;葛根、蝉蜕、赤芍、连翘/神阙。②消化不良者加焦四仙/中脘；配合大椎穴点刺放血。

2.毒透肌肤

证候：身热已退，肤现丘疹，玫瑰红色，始于躯干，蔓延全身，二日疹退，肌肤不痒，或口干咽红，纳差便干，舌红，苔少，脉细数，指纹淡紫。

治法：滋阴清热。

处方：黄连、青黛、杏仁、桃仁、连翘、冰片/神阙；黄连、吴茱萸、冰片/双涌泉。

三、注意事项及预防调护

（1）发热者配合大椎穴、双侧曲池穴或耳尖穴点刺放血。

（2）小儿出现烦躁、哭闹、纳差、咳嗽、恶心时提示有发生本病可能，注意观察是否发热或出皮疹。

（3）室内空气流通，饮食清淡易消化且富含营养。

（4）发热期间应多饮开水，饮食以清淡易消化流质为宜，高热时配合物理降温，防止发生惊厥，必要时暂用退热剂。

第二十一节　风痧（风疹）

一、概述

风痧是感受风热时邪引起的急性出疹性疾病，以轻度发热、咳嗽，皮肤出现淡红色斑丘疹，耳后及枕部淋巴结肿大为特征。该病西医学称为"风疹"。

现代医学认为该病是由风疹病毒(RV)引起的急性呼吸道传染病,包括先天性感染和后天获得性感染。临床上以前驱期短、低热、皮疹和耳后、枕部淋巴结肿大为特征。风疹极易引起暴发传染,一年四季均可发生,以冬春季发病为多,易感年龄以1～5岁为主,故流行多见于学龄前儿童。该病一般病情较轻,病程短,预后良好。但孕妇妊娠早期患本病,可损害胚胎,影响胎儿正常发育,导致流产、死胎或先天性心脏病、白内障、脑发育障碍等。

二、辨证分型及贴敷方案

1. 邪犯肺卫

证候:低热恶风,咳嚏流涕,纳差神疲,疹现头面躯干,随后遍及四肢,疹点均匀稀小,疹色淡红,二三日退,轻度瘙痒,耳后及枕部淋巴结肿大,舌质红,苔薄白或薄黄,脉浮数。

治法:疏风清热透表。

处方:①麻黄、桂枝、杏仁、桃仁、栀子、红花/大椎;金银花、连翘、荆芥、防风、蝉蜕/神阙。②发热者配合大椎穴点刺放血。

2. 邪入气营

证候:壮热口渴,烦躁哭闹,疹点稠密,鲜红紫暗,甚则融合成片,皮肤猩红,大便秘结,小便短黄,舌质红,苔黄糙,脉洪数。

治法:清气凉营解毒。

处方:大黄、芒硝、赤芍、丹皮/神阙;大黄、黄连、冰片/双涌泉。

三、注意事项及预防调护

(1)风痧流行期间,避免带易感儿童去公共场所。

（2）与风疹病人有密切接触史的儿童，可予口服板蓝根冲剂。

（3）保护孕妇，尤其妊娠早期3个月内，避免与风疹病人接触；有条件者对儿童、婚前女子接种风疹疫苗，可预防本病。

（4）对于风疹患儿一般不必采取隔离措施，但在易感儿群集的地方，可适当隔离，一般隔离至出疹后5天。

（5）出疹期间不随便外出，防止交叉感染，发生其他合并症。

（6）注意休息与保暖，衣服柔软，皮肤瘙痒时切莫抓挠，以免皮肤破损感染。

（7）体温较高者，可用物理降温法，同时多饮开水。

（8）饮食宜清淡易消化，不宜吃辛辣、煎炸食物。

第二十二节　水痘

一、概述

水痘是由外感时行邪毒引起的急性发疹性时行疾病，以发热，皮肤分批出现丘疹、疱疹、结痂为特征。皮疹呈向心性分布，主要发生在胸、腹、背，四肢很少。因其疱疹内含水液，形态椭圆，状如豆粒，故称"水痘"。皮疹陆续分批出现，最初为红色斑疹和丘疹，之后变为透明饱满的水疱，24小时后疱液混浊，中央凹陷，易于破溃，2～3天后迅速结痂。该病一年四季都有发生，以冬春多见，1～4岁小儿多发，成人发病较儿童危重。水痘患者是唯一的传染源，自发病前1～2天直至皮疹干燥结痂期均有传染性,接触或飞沫吸入均可传染,传染性强,易造成流行。中医学认为该病病因为外感时行邪毒,上犯于肺,下郁于脾;病位在肺、脾两经。该病西医学亦称"水痘"。

现代医学认为该病是由水痘-带状疱疹病毒初次感染引起的具有高度传染性的儿童期出疹性疾病。该病为自限性疾病,一般不留瘢痕,如合并细菌感染会留瘢痕,病后可获得终身免疫。有时病毒以静止状态存留于神经节,多年后感染复发而出现带状疱疹。本病一般预后良好,若是接受肾上腺皮质激素或免疫抑制剂治疗的患者罹患本病,患儿免疫力低下,可成重症水痘,甚至可危及生命。

二、辨证分型及贴敷方案

1. 邪犯肺卫

证候:发热恶寒,咳嗽喷嚏,鼻塞流涕,一二日出斑疹,继而丘疹疱疹,分布稀疏,红润而痒,疱浆清亮,此起彼伏,苔薄白,脉浮数。

治法:疏风清热,利湿解毒。

处方:①麻黄、杏仁、荆芥、防风/肺俞;金银花、连翘、薄荷、蝉蜕、车前子/神阙。②发热者配合大椎穴点刺放血。

2. 邪入气营

证候:壮热不退,烦躁口渴,面红目赤,皮疹稠密,疹色紫暗,疱浆混浊,或出血紫癜,呈离心分布,大便秘结,小便短黄,舌红绛,苔黄糙,脉洪数。

治法:清气凉营。

处方:大黄、芒硝、赤芍、丹皮/神阙;大黄、黄连、冰片/双涌泉。

三、注意事项及预防调护

（1）对水痘患儿应立即隔离，直至全部疱疹结痂。

（2）被患儿呼吸道及皮疹分泌物污染的被服及用具，应采用曝晒、煮沸、紫外线照射等消毒措施进行消毒。

（3）本病流行期间，勿带易感儿童去公共场所，孕妇如患水痘则应终止妊娠。

（4）室内空气要流通，注意避风寒，防止复感外邪。

（5）饮食宜清淡易消化，多饮开水，可用萝卜、荸荠、绿豆等煎水代茶。

（6）保持皮肤清洁，勿搔抓，不宜洗浴，防止皮肤破损而继发感染。如有皮肤抓破，可外涂青黛散或黄芩油膏。

（7）正在使用肾上腺皮质激素的患儿，若发生水痘应立即减量或停用；发热患儿应避免使用水杨酸制剂，以免发生瑞氏综合征。

（8）发生邪陷心肝、邪毒闭肺等变证、急证时及时转诊。

第二十三节　手足口病

一、概述

手足口病是由感受手足口病时邪引起的急性发疹性传染病，临床以手足掌跖、臀及口腔疱疹，或伴发热为特征。中医认为该病病变部位主要在肺、脾。手足口时邪由口鼻而入，蕴结肺脾，肺脾功能失调，水湿内停，与毒相搏，外透肌表而成该病。

脾胃湿热者更易感受时疫毒邪而发该病。

现代医学认为多种肠道病毒可引起该病,最常见的是柯萨奇病毒 A 组、B 组及新肠道病毒 71 型,感染途径包括消化道、呼吸道及接触传播。该病主要发生在 5 岁以下儿童,潜伏期 2～10 天,平均 3～5 天。急性起病,发热、口痛、厌食,口腔黏膜出现散在疱疹或溃疡,多位于舌、颊黏膜及硬腭等处,可波及软腭、牙龈、扁桃体和咽部。手、足、腿、臀部出现散发性斑丘疹,后转为疱疹,周围可有炎性红晕,偶见于躯干。皮疹消退后不留痕迹,无色素沉着,部分病例仅表现为皮疹或疱疹性咽峡炎。

本病预后良好,多在 1 周内痊愈,少数病例(尤其是小于 3 岁者)病情进展迅速,发病 1～5 天后出现脑膜炎、脑干脑炎、脑脊髓炎、肺水肿、心肺功能衰竭等,极少数病例病情危重可留有后遗症,甚则致死。

二、辨证分型及贴敷方案

1. 邪犯肺脾

证候:发热较轻,咳嗽流涕,纳差流涎,呕恶泄泻,口腔手掌足趾疱疹,稀疏红润,疱液清亮,红晕不显,舌质红,苔黄腻,脉浮数。

治法:宣肺解表,清热化湿。

处方:芒硝、栀子、黄芩/双下颌或天突;大黄、芒硝/神阙;金银花、连翘、黄芩、薄荷/大椎。

2. 心脾积热

证候:心烦躁扰,口干面赤,口痛拒食,大便秘结,小便短黄,手足口臀疱疹,稀疏红润,疱液清亮,红晕不显,舌质红,苔薄黄,脉数有力。

治法:清热泻火,凉血解毒。

处方:芒硝、黄芩、栀子/双下颌或天突;大黄、芒硝、枳实、桃仁/神阙;大黄、黄连、冰片/双涌泉。

3.湿热炽盛

证候:身热持续,烦躁口渴,大便秘结,小便短黄,手足口臀疱疹,痒痛剧烈,稠密紫暗,或成簇出现,疱液混浊,红晕显著,舌红绛,苔黄厚或黄糙,脉滑数。

治法:清热利湿,凉血解毒。

处方:芒硝、黄芩、栀子/双下颌或天突;大黄、黄连、冰片/双涌泉;赤芍、丹皮、大黄、芒硝/神阙。

4.气阴两虚

证候:疱疹渐退,纳差神疲,口干唇燥,或伴低热,舌淡红,苔少或薄腻,脉细。

治法:益气健脾,养阴生津。

处方:地骨皮、丹皮、赤芍、栀子/神阙;吴茱萸、冰片/双涌泉。

三、注意事项及预防调护

(1)发热者可双侧耳尖穴或大椎穴点刺放血,咽喉红肿者可双侧少商穴点刺放血。

(2)看护人接触儿童前,给幼童更换尿布、处理粪便后均要洗手,并妥善处理污物。

(3)婴幼儿的奶瓶、奶嘴使用前后应充分清洗。

(4)本病流行期间不宜带儿童到人群聚集、空气流通差的公共场所,注意保持家庭环境卫生,居室要经常通风,勤晒衣被。

(5)患儿不要接触其他儿童,父母要及时对患儿的衣物进行晾晒或消毒,对患儿粪便及时进行消毒处理;轻症患儿不必住院,宜居家治疗、休息,以减少交叉感染。

(6)患病期间给予清淡无刺激的流质饮食,多饮开水,进食前可用生理盐水或温开水漱口,减轻食物对口腔的刺激。

(7)保持皮肤清洁,切勿抓挠皮肤疱疹,以防破溃感染;已有感染者可以金黄散或青黛散麻油调敷患处。

(8)每日对玩具、个人卫生用具、餐具等物品进行清洗消毒。

(9)发生邪陷厥阴、邪伤心肺等变证、急证时及时转诊。

第二十四节　疱疹性咽峡炎

一、概述

疱疹性咽峡炎是由肠道病毒(多为柯萨奇病毒)引起的以急性发热和咽峡部疱疹溃疡为主要特征的急性传染性咽峡炎。疱疹性咽峡炎患者及隐性感染者为该病主要传染源。该病以粪-口或呼吸道为主要传播途径;夏秋多见;各年龄段均可发病,以1～7岁小儿多见。该病以发热、咽痛、咽峡部黏膜小疱疹和浅表溃疡为主要临床表现。潜伏期2～4天,常急剧中、低度发热,偶见40 ℃以上高热,甚至惊厥,热程大多2～4天。咽痛可影响吞咽,婴幼儿表现为流涎、拒食、哭闹不安等。咽部充血,起病2日内口腔黏膜内出现数个灰白色小疱疹,周围红晕。

2～3 日后疱疹扩大,破溃而成黄色溃疡,多见于扁桃体前柱,也可见于软腭、腭垂等处,不累及牙龈及颊黏膜。有时可伴头痛、腹痛、肌痛、呕吐等。

该病为自限性疾病,病程 4～6 天,偶有延至两周者。偶有腮腺炎、心肌炎等并发症,极少数病情进展迅速,合并脑炎、肺水肿、肺出血等严重并发症。部分手足口患儿以疱疹性咽峡炎为首发症状,随后可见手掌、足底、臀部等出现红色皮疹。

二、辨证分型及贴敷方案

1.邪犯肺脾

证候:发热较轻,咳嗽流涕,纳差流涎,呕恶泄泻,咽部充血,疱疹初起,红晕不显,舌质红,苔黄腻,脉浮数。

治法:宣肺解表,清热化湿。

处方:芒硝、黄芩、栀子/双下颌或天突;大黄、芒硝/神阙;金银花、连翘、黄芩、薄荷/大椎。

2.心脾积热

证候:身热不退,心烦躁扰,口干面赤,口痛拒食,大便秘结,咽红肿痛,灰白色疱疹扩大或形成溃疡,红晕显著,舌质红,苔黄腻,脉滑数。

治法:清热泻火,凉血解毒。

处方:芒硝、黄芩、栀子/双下颌或天突;大黄、芒硝、枳实、桃仁/神阙;大黄、黄连、冰片/双涌泉。

3.脾胃虚寒

证候:低热持续,口淡不渴,大便秘结或稀薄,咽部痒痛,红肿不甚或颜色偏淡,灰白色疱疹形成溃疡,红晕不著,舌淡胖,苔白腻或白厚,脉沉缓。

治法:清热利湿,凉血解毒。

处方:芒硝、黄芩、栀子/双下颌或天突;高良姜、芒硝/神阙;吴茱萸、黄连/双涌泉。

三、注意事项及预防调护

(1)发热者可双侧耳尖穴或大椎穴点刺放血,咽喉红肿者可双侧少商穴点刺放血。

(2)看护人接触儿童前,给幼童更换尿布、处理粪便后均要洗手,并妥善处理污物。

(3)婴幼儿的奶瓶、奶嘴使用前后应充分清洗。

(4)本病流行期间不宜带儿童到人群聚集、空气流通差的公共场所,注意保持家庭环境卫生,居室要经常通风,勤晒衣被。

(5)患儿不要接触其他儿童,父母要及时对患儿的衣物进行晾晒或消毒,对患儿粪便及时进行消毒处理;轻症患儿不必住院,宜居家治疗、休息,以减少交叉感染。

(6)每日对玩具、个人卫生用具、餐具等物品进行清洗消毒。

(7)发生邪陷厥阴、邪伤心肺等变证、急证时及时转诊。

第二十五节　胎黄(新生儿黄疸)

一、概述

胎黄是以婴儿出生后皮肤面目出现黄疸为主要特征的病

证,中医认为与先天胎禀相关,故称"胎黄"或"胎疸"。中医认为该病内因为胎儿先天禀受湿热或阳虚寒湿体质,外因为婴儿胎产之时或出生之后感受湿热或寒湿之邪。该病相当于西医学的新生儿黄疸,包括生理性黄疸和病理性黄疸。中医贴敷主要以治疗生理性黄疸为主,治疗病理性黄疸须密切关注病情变化。

现代医学认为,新生儿黄疸是因胆红素在体内积聚引起的皮肤或其他器官黄染,又称"新生儿高胆红素血症"。超过80%的正常新生儿在生后早期可出现皮肤黄染。新生儿血清胆红素超过 $5 \sim 7$ mg/dL(成人超过 2 mg/dL)即出现肉眼可见的黄疸,未结合胆红素增高是新生儿黄疸最常见的表现形式。由于新生儿胆红素的代谢具有胆红素生成过多,血浆白蛋白联合胆红素的能力不足,肝细胞处理胆红素的能力差以及胆红素肠-肝循环增加等特点,从而使新生儿血清胆红素处于较高水平,易出现黄疸。另外,饥饿、缺氧、脱水、酸中毒、头颅血肿或颅内出血时更易出现黄疸或使原有黄疸加重。

生理性黄疸是排除性诊断,其特点为:①一般情况良好;②足月儿生后 $2 \sim 3$ 天出现黄疸,$4 \sim 5$ 天达到高峰,$5 \sim 7$ 天消退,最迟不超过两周;③早产儿黄疸多于生后 $3 \sim 5$ 天出现,$5 \sim 7$ 天达到高峰,$7 \sim 9$ 天消退,最迟可延长至 $3 \sim 4$ 周;④每日血清胆红素升高小于 85 μmol/L(5 mg/dL)或每小时小于0.5 mg/dL;⑤血清总胆红素值尚未超过新生儿小时胆红素曲线[布塔尼(Bhutani)曲线]的第 95 百分位数,或未达到相应日龄、胎龄及相应危险因素下的光疗干预标准。

病理性黄疸相对于生理性黄疸而言是血清胆红素异常增高

或胆红素增高性质的改变。某些增高是属于生理性黄疸的延续或加深,要积极寻找导致其增高的原发病因,及时干预,预防胆红素脑损伤的发生。出现下列任意一项情况应该考虑为病理性黄疸:①出生后 24 小时内出现黄疸;②血清总胆红素值已达到相应日龄及相应危险因素下的光疗干预标准,或超过新生儿小时胆红素曲线的第 95 百分位数,或每日血清胆红素升高大于 85 μmol/L(5 mg/dL)或每小时大于 0.5 mg/dL;③黄疸持续时间长,足月儿大于 2 周,早产儿大于 4 周;④黄疸退而复现;⑤血清结合胆红素大于 34 μmol/L(2 mg/dL)。新生儿病理性黄疸的原因包括胆红素生成过多、肝脏胆红素代谢障碍以及胆汁排泄障碍三类。

新生儿生理性黄疸预后一般较好,病理性黄疸须及时恰当治疗,重者可导致胆红素脑病,造成神经系统的永久性损害甚至死亡。

二、辨证分型及贴敷方案

1.湿热蕴蒸

证候:面目及皮肤发黄,色泽鲜明如橘,哭声响亮,不欲吮乳,口渴唇干,或有发热,大便秘结,小便深黄,舌质红,苔黄腻。

治法:清热利湿退黄。

处方:茵陈、栀子、大黄/神阙;龙胆草、丹皮、黄芩/期门或肝区;泽泻、车前子/关元。

2.寒湿阻滞

证候:面目及皮肤发黄,色泽晦暗,日久不退,纳呆神疲,四肢欠温,便溏灰白,小便短少,舌质淡,苔白腻。

治法:温中化湿退黄。

处方:茵陈、干姜、白术、茯苓/神阙;焦四仙、砂仁/中脘。

3.气滞血瘀

证候:面目及皮肤发黄,颜色渐深,晦暗无华,右胁下痞块质硬,肚腹膨胀,青筋显露,或见瘀斑、衄血,唇暗红,舌紫暗。

治法:行气化瘀消积。

处方:大黄、桃仁、赤芍、丹参、当归/神阙;大黄、芒硝、枳壳、郁金、柴胡/期门或肝区。

三、注意事项及预防调护

(1)妊娠期注意饮食卫生,忌食辛辣油腻,不可滥用药物。

(2)有肝炎史的妇女应治愈后再妊娠,若妊娠后发现肝炎应及时治疗。

(3)既往所生新生儿有重度黄疸和贫血,或有死胎史的孕妇及其丈夫应做 ABO 和 Rh 血型检查,测定血中抗体及其动态变化。此类孕妇可服中药预防胎黄。

(4)避免新生儿口腔、脐部、臀部和皮肤损伤,防止感染。

(5)新生儿注意保暖,尽早开奶,促进胎粪排出。

(6)婴儿出生后密切观察皮肤颜色变化,及时了解黄疸的出现及消退时间。

(7)注意观察患儿全身症状,有无嗜睡、精神萎靡、吮吸困难、警惕不安、四肢强直或抽搐等,及时发现胎黄动风、胎黄虚脱等重症患儿并转诊。

第二十六节 痄腮(流行性腮腺炎)

一、概述

痄腮是因感受风温邪毒,壅阻少阳经脉引起的时行病证。该病以发热、耳下腮部漫肿疼痛为临床主要特征,一年四季都可发生,冬春易于流行。中医认为该病病因为感受风温邪毒,主要病机为邪毒壅阻少阳经脉,与气血相搏,凝滞耳下腮部。该病相当于西医学的流行性腮腺炎。

现代医学认为该病是由腮腺炎病毒所引起的急性呼吸道传染病,以腮腺非化脓性炎症、腮腺区肿痛为临床特征。该病主要发生在儿童和青少年,一次感染后可获得终身免疫。潜伏期14~25天,平均为18天。大多起病较急,有发热、恶寒、头痛、咽痛、恶心、呕吐、全身疼痛等;数小时至1~2天后,腮腺显著肿胀疼痛,一般以耳垂为中心,向前、后、下发展,有坚韧感且边缘不清,肿大明显时出现胀痛及感觉过敏,张口咀嚼及进酸性饮食时更甚。局部皮肤紧绷发亮,表面灼热,轻微触痛。腮腺导管开口(位于上颌第二臼齿对应的口腔黏膜上)早期可有红肿,有助于诊断。腮腺四周的蜂窝组织可见水肿,下颌下腺和舌下腺亦有肿胀,并可触及椭圆形腺体。腮腺炎病毒除侵犯腮腺外,尚能侵犯神经系统及各种腺体组织,引起脑膜炎、脑膜脑炎、睾丸炎、卵巢炎和胰腺炎等。

该病一般预后良好,少数儿童可出现昏迷、惊厥等变证。

二、辨证分型及贴敷方案

1.邪犯少阳

证候:微热恶寒,一侧或两侧耳下腮部漫肿疼痛,咀嚼不便,头痛咽红,舌质红,苔薄白或薄黄,脉浮数。

治法:疏风清热,消肿散结。

处方:大黄、芒硝、青黛/腮腺局部;柴胡、黄芩、薄荷、连翘/大椎。

2.热毒炽盛

证候:高热烦躁,一侧或两侧耳下腮部肿胀疼痛,坚硬拒按,咀嚼困难,头痛口渴,咽红肿痛,颌下肿胀,纳差便结,小便短黄,舌红,苔黄,脉滑数。

治法:清热解毒,软坚散结。

处方:大黄、芒硝、青黛/腮腺局部;大黄、冰片/双涌泉。

3.毒窜睾腹

证候:腮肿消退,一侧或双侧睾丸肿胀疼痛,或脘腹、少腹疼痛拒按,或恶心呕吐,腹胀腹泻,舌红,苔黄,脉数。

治法:清肝泻火,活血消肿。

处方:芒硝、黄柏、栀子/睾丸局部;龙胆草、栀子、黄芩、黄连、柴胡/神阙。

三、注意事项及预防调护

(1)发生邪陷心肝等变证、急证时及时转诊,如出现神昏、抽搐、头痛及少腹剧痛等症,应予特别护理,配合抢救措施。

(2)流行期间,易感儿勿去公共场所,有接触史的可疑患儿及时隔离观察。

（3）患儿发热期间应卧床休息，居室空气流通，避免受凉或复感他邪。

（4）饮食以流质、半流质为主，忌肥腻、辛辣、坚硬及酸性的食品。

（5）注意口腔卫生，做好口腔护理。

第二十七节　蛇串疮（带状疱疹）

一、概述

蛇串疮是一种皮肤上出现成簇水疱，呈带状分布，痛如火燎的急性疱疹性皮肤病。因皮损状如蛇行，故名"蛇串疮"；因每多缠腰而发，又称"缠腰火丹"。中医认为该病多为肝郁化火，外溢肌肤而发；或脾失健运，湿蕴化热，外溢肌肤而生；或感染湿热火毒，蕴结肌肤而成；年老体虚者，血虚肝旺，湿热毒盛，气血凝滞，则疼痛剧烈，病程迁延。该病相当于西医的带状疱疹。

现代医学认为该病是由水痘-带状疱疹病毒引起的急性感染性皮肤病。对此病毒无免疫力的儿童被感染后，发生水痘。部分患者被感染后成为病毒携带者而不发病。该病毒具有亲神经性，长期潜伏于脊神经节的神经元内，当抵抗力低下或劳累、感染、感冒时，病毒可再次生长繁殖，并沿神经纤维移至皮肤，使受侵犯的神经和皮肤产生强烈的炎症。患处常首先出现潮红斑，很快出现粟粒至黄豆大小的丘疹，簇状分布而不融合，迅速变为水疱，疱壁紧张发亮，疱液澄清，外周红晕；皮损沿某一周围神经呈带状排列,多发生在身体的一侧,一般不超过正中线。神经痛为本病特征之一,可在发病前或伴随皮损出现,老年患者常较为剧烈。病程一般2～3周,水疱干涸、结痂脱落后留有暂时性淡红斑或色素沉着。

二、辨证分型及贴敷方案

1.肝经郁热

证候: 皮损鲜红,疱壁紧张,灼热刺痛,胸胁胀满,烦躁易怒,口苦咽干,便干尿黄,舌质红,苔薄黄或黄厚,脉弦滑数。

治法: 清肝泻火利湿。

处方: 龙胆草、栀子、黄芩、生地、车前子/神阙;大黄、黄芩、黄连、黄柏/疱疹局部;疱疹局部亦可实施火疗法(以极薄干脱脂棉片置于疱疹处,快速点燃烧灼)后贴敷。

2.脾虚湿蕴

证候: 皮损色淡,疱壁松弛,疼痛较轻,纳差腹胀,大便时溏,舌质淡,苔白腻,脉沉缓或滑。

治法: 疏肝健脾利湿。

处方: 党参、白术、苍术、茯苓、栀子、滑石/神阙;大黄、黄芩、黄连、黄柏/疱疹局部;疱疹局部亦可实施火疗法后贴敷。

3.气滞血瘀

证候: 皮疹消退后局部疼痛不止,舌黯,苔白,脉弦细。

治法: 行气活血止痛。

处方: 桃仁、红花、当归、川芎、香附、延胡索/神阙;大黄、黄芩、黄连、黄柏/疱疹局部;疱疹局部亦可实施火疗法后贴敷。

三、注意事项及预防调护

(1)保持局部干燥、清洁。

(2)注意休息,增强抵抗力。

(3)忌食油腻、辛辣。

第二十八节　胆囊炎

一、概述

胆囊炎指感染、胆汁刺激、胰液向胆管反流,以及胆红素和类脂质代谢失调等所引起的胆囊炎性疾病。胆囊炎又可分为急性胆囊炎和慢性胆囊炎。急性胆囊炎的典型表现为急性发作的右上腹持续或阵发性绞痛,可向右肩放射,胆囊区压痛或反跳痛,肌紧张,发热,恶心呕吐,或有黄疸及血白细胞增高;慢性胆囊炎表现为反复发作且轻重不一的腹胀,右上腹及上腹不适或疼痛,常放射至右肩背,伴嗳气、泛酸等消化不良症状,进油腻食物使症状加重。

二、辨证分型及贴敷方案

1.肝胆湿热

证候:右胁胀满疼痛,胸闷纳呆,恶心呕吐,口苦心烦,大便黏滞,或见黄疸,舌质红,苔黄腻,脉弦滑。

治法:清热利湿,疏肝利胆。

处方:大黄、芒硝、栀子/痛处局部;茵陈、栀子、大黄、柴胡、枳实、白芍/神阙。

2.肝郁气滞

证候：右胁胀满疼痛，痛引右肩，遇怒加重，胸闷脘胀，嗳气太息，吞酸嗳腐，舌质淡，苔白腻，脉弦涩。

治法：理气解郁，疏肝利胆。

处方：大黄、芒硝、栀子/痛处局部；当归、白芍、柴胡、枳实、元胡/神阙。

3.气滞血瘀

证候：右胁刺痛拒按，痛有定处，面色晦暗，口干口苦，舌质紫暗或舌边瘀斑，脉弦细涩。

治法：理气活血，疏肝利胆。

处方：大黄、芒硝、栀子/痛处局部；当归、川芎、香附、延胡索/神阙。

三、注意事项及预防调护

（1）保持情绪平稳，情绪剧烈波动会影响肝的代谢功能，改变胆汁的成分，影响胆囊的正常收缩。

（2）注意食物的卫生，不要过饥过饱，忌食辛辣、油腻、酒食等，饮食要定时、定量，饮食结构要合理。

（3）注意保持大便通畅和养成良好的排便习惯，大便闭结会引起老年人肠胀气而妨碍胆汁排泄，也会增加粪便毒素的吸收，通过肝肠循环而影响肝胆。

（4）预防和治疗肠道寄生虫病。

第二十九节　阑尾炎(肠痈)

一、概述

阑尾炎,中医称"肠痈",是阑尾部的炎性改变,以青年多见,男性多于女性,急性阑尾炎较慢性阑尾炎多见。该病发病原因主要为阑尾的梗阻和感染。另外,腹泻、便秘等胃肠道功能障碍引起内脏神经反射,导致阑尾肌肉和血管痉挛,产生阑尾管腔狭窄、血供障碍、黏膜受损,细菌入侵,亦可导致阑尾急性炎症。急性阑尾炎治疗不当或抵抗力低下亦可见阑尾慢性炎症。

急性阑尾炎初期有中上腹或脐周疼痛,数小时后腹痛转移并固定于右下腹。单纯性阑尾炎常呈阵发性或持续性胀痛和钝痛,持续性剧痛往往提示为化脓性或坏疽性阑尾炎,持续剧痛波及中下腹或两侧下腹,常为阑尾坏疽穿孔的征象。一般只有低热,无寒战,高热多见于阑尾坏疽、穿孔或已并发腹膜炎。胃肠道症状不突出,可有恶心呕吐。麦氏点压痛、反跳痛。阑尾化脓、穿孔可有腹壁紧张。慢性阑尾炎右下腹间断性隐痛或胀痛,时重时轻,多数患者在饱餐、运动、劳累、受凉等因素下可诱发腹痛,右下腹压痛,常伴消化不良、食欲下降等。

二、辨证分型及贴敷方案

1. 瘀滞证

证候:转移性右下腹痛,持续性、进行性加剧,右下腹局限性压痛或拒按,恶心纳差,轻度发热,苔白腻,脉弦滑或弦紧。

治法:行气活血,通腑泻热。

处方:大黄、芒硝、元胡/疼痛局部(一般为麦氏点);大黄、桃仁、丹皮/神阙。

2. 湿热证

证候:腹痛加剧,右下腹或全腹压痛、反跳痛,腹壁紧张,右下腹可有包块,壮热纳呆,恶心呕吐,便秘或溏,舌质红,苔黄腻,脉弦数或滑数。

治法:利湿解毒,通腑泻热。

处方:大黄、芒硝、元胡/疼痛局部(一般为麦氏点);大黄、枳实、薏苡仁、败酱草/神阙。

3. 热毒证

证候:腹痛剧烈,全腹压痛、反跳痛,腹壁紧张,高热不退或恶寒发热,汗出烦渴,恶心腹胀,便秘或泻,舌红绛,苔黄厚或黄糙,脉洪数或细数。

治法:养阴清热,通腑排脓。

处方:大黄、芒硝、元胡/疼痛局部(一般为麦氏点);大黄、丹皮、栀子、当归、川芎/神阙;注意穿孔者及时转诊。

三、注意事项及预防调护

(1)避免暴饮暴食,做到少食多餐,避免过度疲劳,保证充足睡眠以及精神舒畅。

(2)预防肠炎和感冒的发生,注意保暖,不要受凉。

(3)注意保持大便通畅,有便秘倾向者可从饮食等方面进行调理,或进行腹部按摩,病情不易改变者可试服通便药物或用开塞露。

(4)慢性阑尾炎患者禁止饮酒,饮食宜保持清淡,多食富含纤维的食物,以使大便保持通畅。

(5)节制温热性质的动物肉如羊、牛、狗肉等,葱、姜、蒜、辣椒也不宜多吃,可适当食用具有清热解毒利湿作用的食物。

(6)适量饮水,既可以中和胃酸,减轻胃液对溃疡面的刺激,还可补充因腹泻造成的身体脱水。

(7)阑尾炎化脓、穿孔者密切观察病情变化并注意及时转诊。

第三十节　痔疮

一、概述

痔疮是直肠末端黏膜下和肛管皮肤下的直肠静脉丛扩大、曲张所形成的柔软静脉团,或肛缘皮肤结缔组织增生或肛管皮下静脉曲张破裂而形成的隆起物。该病发病率高,男女老少皆可有,故有"十人九痔"之说,其中以青壮年为多见。中医认为该病病机为脏腑亏虚,脉壁薄弱,加之久坐久行,便秘泻痢日久,饮食辛辣油腻,导致脏腑失调,风燥湿热下注,气血凝结瘀滞肛周而为痔。若气虚下陷,则可见痔核脱出。

以肛门齿状线为界,根据发病部位的不同,该病又可分为内痔、外痔、混合痔。现代医学将内痔分为三期。Ⅰ期:痔核较小,形如黄豆或蚕豆,色鲜红,质柔软,不脱出肛外,大便带血或滴血;Ⅱ期:痔核较大,形似红枣,色暗红,大便时脱出肛外,便后可自行还纳,大便滴血较多或射血;Ⅲ期:痔核形如鸡蛋或更大,色灰白,大便或行走时脱出肛外,不能自行还纳,一般不出血,出血则呈喷射状,痔核脱出若不及时还纳则易嵌顿坏死。

二、辨证分型及贴敷方案

1.风伤肠络

证候:大便带血,滴血或喷射而出,血色鲜红,口舌干燥,大便秘结,舌红,苔黄,脉数。

治法:清热凉血祛风。

处方:大黄、芒硝、元胡/肛周局部;熟地黄、当归、黄柏、大黄、槐花/神阙。

2.湿热下注

证候:大便带血,色红量多,痔核脱出嵌顿,肿胀疼痛,或糜烂坏死,口苦口干,大便秘结,小便短黄,舌质红,苔黄腻,脉滑数。

治法:清热利湿止血。

处方:大黄、芒硝、元胡/肛周局部;大黄、桃仁、苍术、防风、当归、泽泻/神阙。

3.脾虚气陷

证候:肛门坠胀,痔核脱出,需用手还纳,大便带血,色鲜红或淡红,病程日久或反复,面黄神疲,纳呆便溏,舌淡,苔白,脉弱。

治法:健脾益气止血。

处方:大黄、芒硝、元胡/肛周局部;黄芪、党参、白术、当归、陈皮、升麻/神阙。

三、注意事项及预防调护

(1)保持大便通畅,定时排便,便时不要久蹲努责。

(2)及时治疗肠道急慢性炎症。

(3)保持肛周清洁,坚持便后温开水清洗。

(4)忌食辛辣、油腻、腥膻、寒凉食物,多食蔬菜水果。

第三十一节　痹证(肢体疼痛类病证)

一、概述

痹证指由风、寒、湿、热、痰、瘀等痹阻经络所致,以肢体、筋肉、骨节疼痛、重着、酸楚麻木,或关节肿大、变形、僵硬、屈伸不利为主要症状的病证。中医认为,该病外因主要是感受风寒湿邪和风湿热邪,内因主要包括劳逸不当、饮食失宜、跌扑损伤、年老久病等。该病病位初在经脉、筋肉、骨节,日久累及脏腑。该病相当于西医学的风湿性关节炎、类风湿性关节炎、强直性脊柱炎、增生性骨关节炎、痛风等结缔组织病和骨关节病。

二、辨证分型及贴敷方案

1.风寒湿痹

(1)行痹

证候:局部或多处关节、肌肉游走性疼痛酸楚,关节屈伸不利,初起可见发热恶风等表证,舌质淡,苔薄白,脉浮缓。

治法:祛风通络,散寒除湿。

处方：附子、干姜、桂枝、葛根、防风/患处局部；桂枝、白芍、干姜、葛根、防风/神阙。

（2）痛痹

证候：肢体关节疼痛较剧，痛处固定，遇寒加重，得温痛减，关节不利，局部肤凉，舌质淡，苔薄白，脉浮紧。

治法：散寒通络，祛风除湿。

处方：附子、干姜、姜黄、桂枝、白芥子/患处局部；桂枝、白芍、干姜/神阙。

（3）着痹

证候：关节肌肉酸楚，重着疼痛，肿胀散漫，关节不利，肌肤不仁，舌质淡，苔白腻，脉濡缓。

治法：除湿通络，祛风散寒。

处方：乌头、麻黄、桂枝、羌活、独活、当归、川芎、薏苡仁/患处局部。

2.风湿热痹

证候：局部或多处关节游走性疼痛，屈伸不利，灼热红肿，痛不可触，得冷则舒，可有结节、红斑，多伴发热恶风、烦躁不安、汗出口渴等症，舌质红，苔黄腻，脉滑数或浮数。

治法：清热通络，祛风除湿。

处方：大黄、芒硝、栀子/患处局部。

3.痰瘀痹阻

证候：痹证日久，关节、肌肉刺痛，痛处固定，肢体重着、顽麻，或局部紫暗、肿胀，按之较硬，或关节变形，屈伸不利，可有结节、瘀斑，面黯睑肿，舌质紫暗或有瘀斑，苔白腻，脉弦涩。

治法：化痰行瘀，祛痹通络。

处方:桃仁、红花、当归、川芎、白芍/患处局部;半夏、茯苓、陈皮、白术/神阙。

4.肝肾亏虚

证候:痹证日久,关节不利,肌肉瘦削,腰膝酸软,或畏寒肢冷,阳痿遗精,或骨蒸潮热,口干心烦,舌淡红,苔白少津,脉沉细弱或细数。

治法:补益肝肾,舒筋止痛。

处方:独活、羌活、防风、细辛/患处局部;肉桂、杜仲、牛膝/命门;党参、茯苓、熟地黄、当归、白芍/神阙。

三、注意事项及预防调护

(1)瘀血寒湿较重者可局部点刺、挑刺放血拔罐。

(2)锻炼身体,增强机体御邪能力。

(3)创造条件,改善阴冷潮湿等不良的工作、生活环境,避免外邪入侵。

(4)内衣汗湿应及时更换,被褥勤洗勤晒,受寒、冒雨后可服用姜汤、午时茶等以祛邪,有助于预防痹病的发生。

(5)保护病变肢体,提防跌扑等,以免受伤。

(6)视病情适当对患处进行热熨、冷敷等,鼓励和帮助患者对病变肢体进行功能锻炼。

第三十二节　腰痛

一、概述

腰痛是指由腰部感受外邪、劳伤、肾虚而引起气血运行失调,脉络拘急,腰府失养所致的以腰部疼痛为主要症状的病证。中医认为该病病因,一是居处潮湿,或劳作汗出当风,衣裹冷湿,或冒雨着凉,或长夏之季,劳作于湿热交蒸之处,寒湿、湿热、暑热等六淫邪毒乘劳作之虚,侵袭腰府;二是劳作太过,或长期体位不正,或腰部用力不当,屏气闪挫,跌仆外伤,或久病入络,均可使腰部气机壅滞,血络瘀阻而生腰痛;三是先天禀赋不足,加之劳累太过,或久病体虚,或年老体衰,或房事不节,以致肾精亏损,无以濡养腰府筋脉而发生腰痛。该病相当于西医学中的风湿性腰痛、腰肌劳损、脊柱病变之腰痛等。

二、辨证分型及贴敷方案

1.寒湿腰痛

证候:腰部冷痛,重着不利,逐渐加重,寒冷阴雨加重,静卧休息不减,舌质淡,苔白腻,脉沉迟缓。

治法:散寒祛湿,温经止痛。

处方:干姜、肉桂、茯苓、白术、杜仲、续断、薏苡仁、元胡/腰痛局部。

2.湿热腰痛

证候:腰部疼痛,重着而热,阴雨暑湿加重,活动多有减轻,身体困重,小便短黄,舌质红,苔黄腻,脉濡数或弦数。

治法:清热利湿,舒筋止痛。

处方:苍术、黄柏、薏苡仁、杜仲、续断、元胡/腰痛局部;白术、茯苓、黄连/神阙。

3.瘀血腰痛

证候:腰痛如刺,固定拒按,日轻夜重,轻者俯仰不便,重则不能转侧,或有跌扑闪挫病史,舌质紫暗或有瘀斑,脉弦涩。

治法:活血化瘀,通络止痛。

处方:当归、川芎、乳香、没药、牛膝、元胡/腰痛局部。

4.肾虚腰痛

(1)肾阳虚

证候:腰部隐痛,缠绵反复,酸软肤凉,喜温喜按,遇劳加重,卧则痛减,面色㿠白,肢冷畏寒,少腹拘急,舌淡,苔白,脉沉细。

治法:助阳补肾,温经止痛。

处方:附子、肉桂/命门;干姜、杜仲、续断、川芎/腰痛局部。

(2)肾阴虚

证候:腰部隐痛,缠绵反复,酸软无力,心烦少寐,面色潮红,手足心热,口燥咽干,舌红,苔少,脉细数。

治法:滋阴补肾,舒筋止痛。

处方:熟地黄、山萸肉、菟丝子/命门(或加减后煎汤口服);杜仲、续断、川芎/腰痛局部。

三、注意事项及预防调护

(1)瘀血寒湿较重者可局部点刺、挑刺放血拔罐。

(2)避免寒湿、湿热侵袭,改善阴冷潮湿的生活、工作环境,勿坐卧湿地,勿冒雨涉水,劳作汗出后及时擦拭身体,更换衣服,或饮姜汤水驱散风寒。

(3)注重劳动卫生,腰部用力应适当,不可强力举重,不可负重久行,坐、卧、行走保持正确姿势;若需做腰部用力或弯曲的工作时,应定时做松弛腰部肌肉的体操。

(4)腰部用力应小心,必要时休息或戴腰托,避免跌、仆、闪、挫。

(5)劳逸适度,节制房事,勿使肾精亏损,肾阳虚败。

(6)体虚者,可适当食用、服用具有补肾功能的食品和药物。

(7)湿热腰痛者慎食辛辣醇酒,寒湿腰痛者慎食生冷寒凉食品。

第三十三节　盆腔炎

一、概述

盆腔炎指女性盆腔生殖器官及其周围的结缔组织、盆腔腹膜发生炎症,包括子宫炎、输卵管卵巢炎、盆腔结缔组织炎及盆腔腹膜炎等,可一处或几处同时发病。急性盆腔炎起病急,病情重,可出现下腹疼痛、发烧、寒战、头痛、食欲不振;检查时呈急性病容,体温高,心率快,下腹部有肌紧张、压痛及反跳痛,阴道有大量脓性分泌物,穹隆有明显触痛,子宫及双附件有压痛、反跳痛,或一侧附件增厚。慢性盆腔炎起病慢,病程长,全身症状多不明显,可有低热,易疲乏,下腹坠痛等;检查时子宫常呈后位,活动受限,或粘连固定。

二、辨证分型及贴敷方案

1.急性

证候:急性病容,下腹疼痛,胀满拒按,或痛连腰骶,热势起伏,带下量多,色黄臭秽,月经量多,淋漓不净,大便或溏或结,小便短黄,舌红或瘀斑,苔黄腻,脉弦滑或滑数。

治法:清热利湿,化瘀止痛。

处方:芒硝、大黄、黄柏、车前子/关元;大黄、桃仁、败酱草、薏苡仁/神阙。

2.慢性

证候:下腹坠胀疼痛,经行或劳累加剧,经血量多有块,块出痛减,带下量多,婚久不孕,烦躁抑郁,乳房胀痛,低热疲乏,舌黯或瘀斑,苔薄白或腻,脉弦涩。

治法:化瘀利湿,理气止痛。

处方:附子、红藤、虎杖、小茴香/神阙;肉桂、乌药、元胡、败酱草/关元。

三、注意事项及预防调护

(1)保持心情舒畅,勿忧思恼怒。
(2)治疗期间清淡饮食,忌食辛辣、油腻。

第三十四节　乳腺炎(乳痈)

一、概述

乳痈是发生于乳房部的急性化脓性疾病,以乳房部结块、肿胀疼痛,伴有全身发热,溃后脓出稠厚为主症。该病常发生于哺乳期妇女,尤以未满月的初产妇多见。中医认为该病病因包括肝郁气滞,乳汁壅滞;胃热壅滞,乳络阻塞;哺乳不当,乳汁瘀滞。该病相当于西医的急性乳腺炎。

现代医学认为,该病病因主要包括乳汁瘀积和细菌入侵。乳头发育不良(过小或内陷)、乳汁过多、吮吸过少、乳管不通等均可造成乳汁瘀积,而乳汁又是细菌的理想培养基,乳头破损、婴儿口腔感染等可使细菌入侵导致感染。本病可分为三期:①瘀奶肿块期或红肿期:呈蜂窝织炎阶段,尚未形成脓肿,乳房皮肤颜色正常或微红、微热,突然高热寒战、疼痛肿胀、局部鲜红;②脓肿形成期:肿块逐渐增大变硬,疼痛加重,多为搏动性跳痛,甚至持续性剧烈疼痛,乳房局部皮肤发红、灼热,全身壮热不退,口渴,恶心,同侧腋窝淋巴结肿大,2~3天后,肿块中央渐软,有波动感,中心红肿发亮,皮肤变薄,周边皮肤大片鲜红;③脓肿溃后期:脓肿成熟可自行破溃,或手术切开排脓,引流通畅则肿消痛减,逐渐愈合,经久不愈则转成慢性乳腺炎,或成乳漏。

二、辨证分型及贴敷方案

1.气滞热蕴

证候:乳房肿胀疼痛,肿块或有或无,皮色不变或微红,乳汁排泄不畅,恶寒发热,头痛肢酸,口渴便秘,舌淡红,苔薄黄,脉浮数或弦数。

治法:疏肝清热消肿。

处方:大黄、芒硝、穿山甲/乳腺局部;枳实、白芍、半夏、柴胡、黄芩、大黄/神阙;注意芒硝回乳,哺乳期慎用,可换为乳香、没药、蒲公英等,下同。

2.热毒炽盛

证候:肿块渐增,皮肤焮红,灼热疼痛,肿块中软,有波动感,或壮热口渴,面红目赤,烦躁不宁,便结尿黄,舌红,苔黄,脉滑数。

治法:清热解毒透脓。

处方:①大黄、芒硝/乳腺局部;大黄、芒硝/神阙。②热甚者乳腺局部加金银花、蒲公英。

3.正虚邪恋

证候:溃破后乳房肿痛减轻,但疮口脓水不断,脓汁清稀,愈合缓慢;或乳汁从疮口溢出,形成乳漏;伴面色少华,纳差神疲,或低热不退,食欲不振;舌淡,苔薄,脉弱。

治法:益气和营托毒。

处方:大黄、芒硝/乳腺局部;党参、黄芪、当归、白术、茯苓/神阙。

三、注意事项及预防调护

(1)妊娠5个月后,经常用温热水或75%酒精擦洗乳头;孕妇有乳头内陷者,应经常挤捏提拉矫正,可用小酒杯叩吸。

(2)应指导产妇合理哺乳,养成定时哺乳的习惯,保持乳汁排出通畅;乳汁过多时,可用吸乳器将乳汁吸尽排空,以防瘀积。

(3)保持乳头清洁,如有乳头皲裂、擦伤应及时治疗。

(4)注意婴儿口腔清洁,不可让婴儿口含乳头睡觉。

(5)乳母应保持精神舒畅,避免情绪过度激动,断乳时应逐渐减少哺乳次数,然后再行断乳。

(6)治疗期间清淡饮食,忌食辛辣、油腻。

第三十五节　乳腺增生(乳癖)

一、概述

乳癖指乳房有大小不一的肿块,疼痛不适,与月经周期相关的乳腺组织的良性增生性病证。中医认为,该病病因主要为情志不遂,肝气郁结,气机阻滞,脾失健运,痰浊内生,肝郁痰凝,气血瘀滞,阻于乳,或因冲任失调,上则乳房痰浊凝结,下则经水逆乱失调。该病有一定的癌变危险,相当于西医学的乳腺囊性增生症。

现代医学认为,乳腺在激素作用下随月经周期产生增生和复原的改变。若内分泌激素代谢失衡,雌激素水平增高,乳腺组织增生过度和复旧不全,则形成乳腺增生症。该病是女性最常见的良性疾病,既不是肿瘤,也不属炎症,是乳腺组织增生及退行性变,与内分泌紊乱密切相关。该病好发于中年妇女,青少年和绝经后妇女也有发生。城市职业妇女中50%～70%都有不同程度的乳腺增生,常表现为乳房疼痛和乳腺结节,其危害并不在于疾病本身,而是担心癌变和影响美观的心理压力,只要注意调整心态,缓解压力,合理饮食,就可能逐渐缓解。

二、辨证分型及贴敷方案

1.肝郁痰凝

证候:多见于青壮年妇女,乳房胀痛或刺痛,乳房肿块随喜怒消长,胸闷胁胀,抑郁易怒,失眠多梦,舌淡红,苔薄白,脉弦涩。

治法:疏肝解郁,化痰散结。

处方:大黄、芒硝、皂角刺、贝母/乳腺局部;大黄、白芍、柴胡、枳实、栀子/神阙。

2.冲任失调

证候:多见于中年妇女,乳房肿块或胀痛,经前加重,经后缓减,腰酸乏力,肢倦神疲,头晕纳差,月经失调,量少色淡,甚或经闭,舌淡,苔白,脉沉细。

治法:益气养血,调和冲任。

处方:大黄、芒硝/乳腺局部;当归、白术、巴戟天、黄柏/神阙。

三、注意事项及预防调护

(1)调理情志,保持心情舒畅。

(2)及时治疗月经不调。

(3)3个月复查一次,特别是未排除乳癌可能者,应进行多次短期随诊,解释工作要耐心细致。

(4)芒硝贴敷局部时注意回乳现象。

第三十六节 月经不调

一、月经过少

月经周期正常,经量明显少于既往,经期不足2天,甚或点滴即净者,称"月经过少"。中医认为该病主要病因为精亏血少,冲任不足;或寒凝瘀阻,冲任不畅。该病相当于西医学性腺功能低下、子宫内膜结核、炎症或刮宫过深等引起的月经过少。本病可按照以下中医辨证分型和处方进行贴敷治疗:

1.肾虚

证候:月经量少,不日即净,或点滴即止,色黯质稀,腰膝酸软,头晕耳鸣,小便频数,舌淡,苔薄,脉沉细。

治法:补肾益精。

处方:①熟地黄、当归、山萸肉、杜仲/神阙。②阳虚者加附子、肉桂/命门。

2.血虚

证候:月经量少,不日即净,或点滴即止,色淡质稀,头晕眼花,心悸失眠,肌肤不润,面色萎黄,舌淡,苔薄,脉细弱。

治法:益气养血。

处方:党参、白术、茯苓、当归、白芍、川芎/神阙。

3.血寒

证候:月经量少,经色黯红,或成凝块,小腹冷痛,得热痛减,畏寒肢冷,面色青白,舌黯,苔白,脉沉紧。

治法:温经活血。

处方:附子、肉桂/命门;吴茱萸、桂枝、当归、川芎/神阙。

4.血瘀

证候:月经涩少,紫黑有块,小腹刺痛拒按,血块下后痛减,或胸胁胀痛,舌紫黯或瘀斑,脉沉涩。

治法:活血祛瘀。

处方:桃仁、当归尾、白芍、川芎、山楂、香附/神阙。

二、月经过多

月经周期正常,经量明显多于既往者,称为"月经过多"。中医认为该病主要病因为气虚、血热、血瘀所致的冲任不固,经血失约。该病相当于西医学的排卵型功能失调性子宫出血病引起的月经过多,或子宫肌瘤、盆腔炎症、子宫内膜异位症等疾病引起的月经过多。本病可按照以下中医辨证分型和处方进行贴敷治疗:

1.气虚

证候:经行量多,色淡质稀,体倦神疲,气短懒言,小腹空坠,面色㿠白,舌淡,苔薄,脉缓弱。

治法:益气健脾,固冲止血。

处方:党参、黄芪、白术、山药、当归、续断/神阙。

2.血热

证候:经行量多,色鲜红或深红,质稠有块,口渴饮冷,心烦多梦,或面赤颧红,手足心热,尿黄便结,舌红,苔黄,脉数。

治法:清热凉营,固冲止血。

处方:生地黄、白芍、丹皮、黄柏、续断/神阙。

3.血瘀

证候:经行量多,经色紫黯,质稠有块,小腹刺痛,舌紫黯或瘀斑,脉沉涩。

治法:活血化瘀,固冲止血。

处方:当归、白芍、川芎、桃仁、红花/关元。

三、月经先期

连续2个月经周期提前7天以上称为"月经先期"。中医认为该病主要病因为气虚和血热所致的冲任不固,经血失约,月经提前而至。该病相当于西医学的排卵型功能失调性子宫出血病和盆腔炎症所致的子宫出血。月经先期伴月经过多可进一步发展为崩漏,应及时治疗。可按照以下中医辨证分型和处方进行贴敷治疗:

1.肾虚

证候:经期提前,量少质稀,经色淡黯,腰酸腿软,头晕耳鸣,小便频数,面色黯淡,或有黯斑,舌黯淡,苔薄白,脉沉细。

治法:益气补肾,固冲调经。

处方:①熟地黄、当归、山萸肉、杜仲/神阙。②阳虚者加附子、肉桂/命门。

2.脾虚

证候:经期提前,或兼量多,色淡质稀,神疲肢倦,气短懒言,小腹空坠,纳差便溏,舌淡红,苔薄白,脉缓弱。

治法:益气健脾,固冲调经。

处方:党参、黄芪、白术、茯苓、当归/神阙。

3.血热

证候:经期提前,色鲜红或深红,质稠有块,胸闷心烦,口渴饮冷,或面赤颧红,手足心热,尿黄便结,舌红,苔黄,脉数。

治法:滋阴降火,凉血调经。

处方:生地黄、白芍、丹皮、黄柏、地骨皮/神阙。

4.肝郁

证候:经期提前,量多或少,经色紫红,质稠有块,胁乳胀痛,烦躁易怒,口苦咽干,舌红,苔黄,脉弦数。

治法:疏肝解郁,凉血调经。

处方:当归、白芍、柴胡、丹皮、栀子/神阙。

四、月经后期

连续2个月经周期延后7天以上称为"月经后期"。中医认为该病主要病因为精血不足或邪气阻滞,血海不能按时满溢。该病相当于西医学的月经稀发。月经后期如伴经量过少,常可发展为闭经。可按照以下中医辨证分型和处方进行贴敷治疗:

1. 肾虚

证候：经期错后，量少质稀色淡，腰酸腿软，头晕耳鸣，带下清稀，面色黯淡，或有黯斑，舌黯淡，苔薄白，脉沉细。

治法：补肾益气，养血调经。

处方：①熟地黄、当归、山萸肉、杜仲/神阙。②阳虚者加附子、肉桂/命门。

2. 血寒

证候：经期错后，量少质稀色淡，小腹隐痛，喜温喜按，心悸失眠，头晕腰酸，小便清长，面色苍白，舌淡，苔白，脉沉细。

治法：温阳散寒，养血调经。

处方：党参、白术、当归、川芎、高良姜、肉桂/神阙。

3. 气郁

证候：经期错后，量少质黏稠，色黯有块，胁乳胀痛，胸闷腹胀，嗳气太息，心烦抑郁，舌淡红，苔薄白，脉弦细。

治法：疏肝理气，活血调经。

处方：当归、白芍、柴胡、川芎、香附/神阙。

4. 痰湿

证候：经期错后，量少质黏色淡，头晕体胖，心悸气短，脘闷恶心，肢倦神疲，带下量多，舌淡胖，苔白腻，脉濡滑。

治法：燥湿化痰，活血调经。

处方：半夏、陈皮、白术、茯苓、黄柏/神阙。

五、月经先后无定期

月经周期时而提前、时而延后 7 天以上称为"月经先后无定期"。中医认为该病主要病因为肾虚、脾虚和肝郁所致的冲任气血不调,血海蓄溢失常。该病相当于西医学排卵型功能失调性子宫出血病的月经不规则。青春期初潮后1年内或更年期月经先后无定期者,如无其他证候,可不予治疗。本病可按照以下中医辨证分型和处方进行贴敷治疗:

1.肾虚

证候:经行或先或后,月经量少,色淡质稀,头晕耳鸣,腰酸腿软,小便频数,面色晦暗,舌淡,苔薄,脉沉细。

治法:补肾益气,养血调经。

处方:①熟地黄、当归、山茱肉、杜仲/神阙。②阳虚者加附子、肉桂/命门。

2.脾虚

证候:经行或先或后,月经量多,色淡质稀,脘腹胀满,纳差神疲,面色苍白,舌淡,苔薄,脉缓。

治法:健脾益气,养血调经。

处方:党参、黄芪、白术、茯苓、当归/神阙。

3.肝郁

证候:经行或先或后,经量或多或少,经行不畅,黯红有块,胁乳胀痛,嗳气太息,纳差抑郁,苔薄,脉弦。

治法:疏肝解郁,和血调经。

处方:当归、白芍、柴胡、川芎、香附/神阙。

第三十七节　闭经

一、概述

女子年逾18周岁月经尚未来潮,或月经来潮后又中断6

个月以上者,称为"闭经",前者称"原发性闭经",后者称"继发性闭经"。妊娠期、哺乳期或更年期的月经停闭属生理现象,不作闭经论治;少女初潮2年内偶尔出现月经停闭现象,亦可不予治疗。中医认为该病主要病因是冲任气血失调,有虚、实两面,虚者因冲任亏败,源流断绝,实者因邪气阻隔,经血不通。

现代医学认为闭经是多种疾病导致的女性体内生理病理变化的外在表现,是一种临床症状而并非某一疾病。闭经按生殖轴病变和功能失调的部位分为下丘脑性闭经、垂体性闭经、卵巢性闭经、子宫性闭经以及下生殖道发育异常性闭经。某些消耗性疾病、生殖道下段闭锁、生殖器官不健全或发育不良、结核性子宫内膜炎、脑垂体或下丘脑功能异常等均可导致闭经。

二、辨证分型及贴敷方案

1.肾虚

(1)肾气虚

证候:月经初潮来迟,或后期量少,渐至闭经,头晕耳鸣,腰酸腿软,小便频数,性欲淡漠,舌淡红,苔薄白,脉沉细。

治法:补肾益气,养血调经。

处方:熟地黄、杜仲、山萸肉、白术、当归/神阙。

(2)肾阳虚

证候:月经初潮来迟,或后期量少,渐至闭经,头晕耳鸣,腰痛如折,畏寒肢冷,小便清长,夜尿较多,大便溏薄,面晦眶黑,舌淡,苔白,脉沉弱。

治法:补肾温阳,养血调经。

处方:附子、肉桂/命门;熟地黄、山萸肉、杜仲、白术/神阙。

（3）肾阴虚

证候：月经初潮来迟，或后期量少，渐至闭经，头晕耳鸣，腰膝酸软，手足心热，甚则潮热盗汗，或足跟痛，心烦少寐，颧红唇赤，舌红，苔少，脉细数。

治法：补肾滋阴，养血调经。

处方：熟地黄、山萸肉、菟丝子、当归、白芍/神阙。

2. 气血亏虚

证候：月经停闭数月，纳差神疲，腹胀便溏，头晕心悸，失眠多梦，面色萎黄，舌淡，苔白，脉细弱。

治法：益气健脾，养血调经。

处方：熟地黄、党参、白术、当归、白芍、川芎、杜仲/神阙。

3. 气滞血瘀

证候：月经停闭数月，小腹胀痛拒按，胁乳胀痛，嗳气叹息，精神抑郁，烦躁易怒，舌紫黯或瘀斑，脉沉弦或沉涩。

治法：疏肝行气，活血祛瘀。

处方：当归、白芍、白术、柴胡、香附/神阙；桃仁、川芎、丹皮、延胡索/关元。

4. 寒凝血瘀

证候：月经停闭数月，小腹冷痛拒按，得热痛减，形寒肢冷，面色青白，舌黯，苔白，脉沉紧。

治法：温阳散寒，活血调经。

处方：附子、肉桂/命门；高良姜、吴茱萸、桃仁、当归、川芎/神阙。

5. 痰湿阻滞

证候：月经停闭数月，带下量多，色白质稠，或形体肥胖，面浮肢肿,肢倦神疲,头晕目眩,心悸气短,胸脘满闷,舌淡胖,苔白腻,脉濡滑。

治法:化痰祛湿,活血调经。

处方:半夏、陈皮、白术、茯苓/神阙;苍术、黄柏、当归、川芎/关元。

第三十八节 痛经

一、概述

凡在经期或经行前后,出现周期性小腹疼痛,或痛引腰骶,甚至剧痛晕厥者,称为"痛经"。中医认为该病的发生与冲任、胞宫的周期性生理变化密切相关,主要病机在于邪气内伏或精血素亏,值经期前后冲任二脉气血的生理变化急骤,导致胞宫的气血运行不畅,不通则痛,或胞宫失于濡养,不荣则痛。该病包括西医学的原发性痛经和继发性痛经。原发性痛经(又称"功能性痛经")容易痊愈,器质性病变导致的痛经则病程较长。

现代医学认为痛经分为原发性痛经和继发性痛经,前者生殖器官无器质性病变,后者有盆腔器质性疾病,如子宫内膜异位症、子宫腺肌病等。原发性痛经主要与月经时子宫内膜前列腺素含量增高,血管加压素、内源性缩宫素以及 β-内啡肽等物质的增加以及精神、神经因素有关;继发性痛经常由子宫内膜异位症、子宫腺肌病等引起。该病以伴随月经周期规律性发作的小腹疼痛为主要症状,疼痛多自月经来潮后开始,最早出现在经前 12 小时,以行经第 1 日疼痛最剧烈,持续 2～3 日后缓解,疼痛常呈痉挛性,一般不伴有腹肌紧张或反跳痛,可伴有恶心、呕吐、腹泻、头晕、乏力等症状,严重时面色发白、出冷汗。

二、辨证分型及贴敷方案

1.肾气亏虚

证候:经期、经后小腹隐痛喜按,月经量少,色淡质稀,头晕耳鸣,腰酸腿软,小便清长,面色黯淡,舌淡,苔薄,脉沉细。

治法:补肾益精,养血止痛。

处方:附子、肉桂/命门;熟地黄、杜仲、巴戟天、山萸肉、白术、当归/神阙。

2.气血虚弱

证候:经期、经后小腹隐痛喜按,月经量少,色淡质稀,纳差神疲,肢倦乏力,头晕心悸,失眠多梦,面色苍白,舌淡,苔薄,脉细弱。

治法:补气健脾,养血止痛。

处方:熟地黄、党参、白术、当归、白芍、川芎、杜仲/神阙。

3.气滞血瘀

证候:经前、经期小腹胀痛拒按,胸胁、乳房胀满疼痛,经行不畅,紫黯有块,块下痛减,舌紫黯瘀斑,脉弦涩。

治法:疏肝行气,祛瘀止痛。

处方:当归、白芍、白术、柴胡、香附/神阙;桃仁、川芎、丹皮、延胡索/关元。

4.寒凝血瘀

证候:经前、经期小腹冷痛拒按,得热痛减,经血量少,色黯有块,畏寒肢冷,面色青白,舌黯,苔白,脉沉紧。

治法:温经散寒,祛瘀止痛。

处方:附子、肉桂/命门;高良姜、吴茱萸、桃仁、当归、川芎、元胡/神阙。

5.湿热蕴结

证候：经前、经期小腹灼痛拒按,痛连腰骶,量多质稠,紫红有块,带下较多,黄稠臭秽,小便短黄,舌质红,苔黄腻,脉滑数或濡数。

治法：清热利湿,化瘀止痛。

处方：半夏、陈皮、白术、茯苓、黄连/神阙;苍术、黄柏、当归、川芎、延胡索/关元。

三、注意事项及预防调护

(1)饮食富有营养而清淡,忌食油腻、辛辣,少吃海鲜,勿吃零食。

(2)平素穿衣打扮,冬季注意保暖,夏季不可过分暴露,尤其注意小腹、腰骶部的保暖,慎避风寒。

(3)改正熬夜习惯,调整作息规律,以确保气血正常化生。

(4)调理情绪和工作、学习、生活压力,保持心情舒畅、心态良好,勿忧愁、愤怒、懊恼等。

(5)气虚、血虚等虚证需慢性调理,必要时配合口服中药。

第三章 贴敷疗法常用中药和腧穴

第一节 常用中药

一、解表药

1. 发散风寒药

麻黄:辛、微苦,温;归肺、膀胱经;发汗解表,宣肺平喘,利水消肿。

桂枝:辛、甘,温;归心、肺、膀胱经;发汗解肌,温通经脉,助阳化气。

生姜:辛,温;归肺、脾、胃经;解表散寒,温中止呕,温肺止咳。

香薷:辛,微温;归肺、脾、胃经;发汗解表,化湿和中,利水消肿。

荆芥:辛,微温;归肺、肝经;祛风解表,透疹消疮,止血。

防风:辛、甘,微温;归膀胱、肝、脾经;祛风解表,胜湿止痛,止痉。

羌活:辛、苦,温;归膀胱、肾经;解表散寒,祛风胜湿,止痛。

白芷:辛,温;归肺、胃、大肠经;解表散寒,祛风止痛,通窍,燥湿止带,消肿排脓。

细辛:辛,温;有小毒;归肺、肾、心经;解表散寒,祛风止痛,通窍,温肺化饮。

藁本:辛,温;归膀胱经;祛风散寒,除湿止痛。

辛夷:辛,温;归肺、胃经;发散风寒,通窍。

葱白:辛,温;归肺、胃经;发汗解表,散寒通阳。

2.发散风热药

薄荷:辛,凉;归肺、肝经;疏散风热,清利头目,利咽透疹,疏肝行气。

牛蒡子:辛、苦,寒;归肺、胃经;疏散风热,宣肺祛痰,利咽透疹,解毒消肿。

蝉蜕:甘,寒;归肺、肝经;疏散风热,利咽开音,透疹,明目退翳,息风止痉。

桑叶:甘、苦,寒;归肺、肝经;疏散风热,清肺润燥,平抑肝阳,清肝明目。

菊花:辛、甘、苦,微寒;归肺、肝经;疏散风热,平抑肝阳,清肝明目,清热解毒。

蔓荆子:辛、苦,微寒;归膀胱、肝、胃经;疏散风热,清利头目。

柴胡:辛、苦,微寒;归肝、胆经;解表退热,疏肝解郁,升举阳气。

升麻:辛、微甘,微寒;归肺、脾、胃、大肠经;解表透疹,清热解毒,升举阳气。

葛根:甘、辛,凉;归脾、胃经;解肌退热,透疹,生津止渴,升阳止泻。

二、清热药

1.清热泻火药

石膏:甘、辛,大寒;归肺、胃经;生用:清热泻火,除烦止渴;

煅用:敛疮生肌,收湿,止血。

知母:苦、甘,寒;归肺、胃、肾经;清热泻火,滋阴润燥。

芦根:甘,寒;归肺、胃经;清热泻火,生津止渴,除烦,止呕,利尿。

天花粉:甘、微苦,微寒;归肺、胃经;清热泻火,生津止渴,消肿排脓。

竹叶:甘、辛、淡,寒;归心、胃、小肠经;清热泻火,除烦,生津,利尿。

栀子:苦,寒;归心、肺、三焦经;泻火除烦,清热利湿,凉血解毒。

夏枯草:辛、苦,寒;归肝、胆经;清热泻火,明目,散结消肿。

决明子:甘、苦、咸,微寒;归肝、大肠经;清热明目,润肠通便。

2.清热燥湿药

黄芩:苦,寒;归肺、胆、脾、胃、大肠、小肠经;清热燥湿,泻火解毒,止血,安胎。

黄连:苦,寒;归心、脾、胃、胆、大肠经;清热燥湿,泻火解毒。

黄柏:苦,寒;归肾、膀胱、大肠经;清热燥湿,泻火解毒,除骨蒸。

龙胆草:苦,寒;归肝、胆经;清热燥湿,泻肝胆火。

秦皮:苦、涩,寒;归肝、胆、大肠经;清热燥湿,收涩止痢,止带,明目。

苦参:苦,寒;归心、肝、胃、大肠、膀胱经;清热燥湿,杀虫,利尿。

白鲜皮:苦,寒;归脾、胃、膀胱经;清热燥湿,祛风解毒。

3.清热解毒药

金银花:甘,寒;归肺、心、胃经;清热解毒,疏散风热。

连翘:苦,微寒;归肺、心、小肠经;清热解毒,消肿散结,疏散风热。

大青叶:苦,寒;归心、胃经;清热解毒,凉血消斑。

板蓝根:苦,寒;归心、胃经;清热解毒,凉血,利咽。

青黛:咸,寒;归肝、肺经;清热解毒,凉血消斑,清肝泻火,定惊。

贯众:苦,微寒;有小毒;归肝、脾经;清热解毒,凉血止血,杀虫。

蒲公英:苦、甘,寒;归肝、胃经;清热解毒,消痈散结,利湿通淋。

野菊花:苦、辛,微寒;归肝、心经;清热解毒。

鱼腥草:辛,微寒;归肺经;清热解毒,消痈排脓,利尿通淋。

败酱草:辛、苦,微寒;归肺、大肠、肝经;清热解毒,消痈排脓,祛瘀止痛。

射干:苦,寒;归肺经;清热解毒,消痰,利咽。

山豆根:苦,寒;有毒;归肺、胃经;清热解毒,利咽消肿。

白头翁:苦,寒;归胃、大肠经;清热解毒,凉血止痢。

马齿苋:酸,寒;归肝、大肠经;清热解毒,凉血止血,止痢。

半边莲:辛,平;归心、肺、小肠经;清热解毒,利水消肿。

白花蛇舌草:微苦、甘,寒;归胃、大肠、小肠经;清热解毒,利湿通淋。

4.清热凉血药

生地黄：甘、苦，寒；归心、肝、肾经；清热凉血，养阴生津。

玄参：甘、苦、咸，微寒；归肺、胃、肾经；清热凉血，泻火解毒，滋阴。

牡丹皮：苦、辛，微寒；归心、肝、肾经；清热凉血，活血祛瘀。

赤芍：苦，微寒；归肝经；清热凉血，散瘀止痛。

紫草：甘、咸，寒；归心、肝经；清热凉血，活血，解毒透疹。

水牛角：苦，寒；归心、肝经；清热凉血，解毒，定惊。

5.清虚热药

青蒿：苦、辛，寒；归肝、胆经；清透虚热，凉血除蒸，解暑，截疟。

白薇：苦、咸，寒；归胃、肝、肾经；清热凉血，利尿通淋，解毒疗疮。

地骨皮：甘，寒；归肺、肝、肾经；凉血除蒸，清肺降火，生津止渴。

银柴胡：甘，微寒；归肝、胃经；清虚热，除疳热。

胡黄连：苦，寒；归肝、胃、大肠经；退虚热，除疳热，清湿热。

三、泻下药

1.攻下药

大黄：苦，寒；归脾、胃、大肠、肝、心包经；泻下攻积，清热泻火，凉血解毒，逐瘀通经。

芒硝：咸、苦，寒；归胃、大肠经；泻下攻积，润燥软坚，清热消肿。

番泻叶：甘、苦，寒；归大肠经；泻下通便。

芦荟:苦,寒;归肝、胃、大肠经;泻下积滞,清肝,杀虫。

2.润下药

火麻仁:甘,平;归脾、胃、大肠经;润肠通便。

郁李仁:辛、苦、甘,平;归脾、大肠、小肠经;润肠通便,利水消肿。

松子仁:甘,温;归肺、肝、大肠经;润肠通便,润肺止咳。

3.峻下逐水药

甘遂:苦,寒;有毒;归肺、肾、大肠经;泻水逐饮,消肿散结。

京大戟:苦,寒;有毒;归肺、脾、肾经;泻水逐饮,消肿散结。

芫花:苦、辛,温;有毒;归肺、脾、肾经;泻水逐饮,祛痰止咳,外用杀虫疗疮。

牵牛子:苦,寒;有毒;归肺、肾、大肠经;泻下逐水,去积杀虫。

巴豆:辛,热;有大毒;归胃、大肠经;峻下冷积,逐水退肿,祛痰利咽,外用蚀疮。

四、祛风湿药

1.祛风寒湿药

独活:辛、苦,微温;归肾、膀胱经;祛风湿,止痛,解表。

威灵仙:辛、咸,温;归膀胱经;祛风湿,通络止痛,消骨鲠。

川乌:辛、苦,热;有大毒;归心、肝、肾、脾经;祛风湿,温经止痛。

木瓜:酸,温;归脾经;舒筋活络,和胃化湿。

路路通:苦,平;归肝、肾经;祛风活络,利水,通经。

2.祛风湿热药

秦艽:辛、苦,平;归胃、肝、胆经;祛风湿,通络止痛,退虚热,清湿热。

防己:辛、苦,寒;归膀胱、肺经;祛风湿,止痛,利水消肿。

桑枝:微苦,平;归肝经;祛风湿,利关节,利水。

豨莶草:辛、苦,寒;归肝、肾经;祛风湿,利关节,解毒。

络石藤:苦,微寒;归心、肝、肾经;祛风通络,凉血消肿。

雷公藤:辛、苦,寒,有大毒;归肝、肾经;祛风除湿,活血通络,消肿止痛,杀虫解毒。

丝瓜络:甘,平;归肺、胃、肝经;祛风,通络,活血。

3.祛风湿强筋骨药

五加皮:辛、苦,温;归肝、肾经;祛风湿,补肝肾,强筋骨,利水。

桑寄生:苦、甘,平;归肝、肾经;祛风湿,补肝肾,强筋骨,安胎。

狗脊:苦、甘,温;归肝、肾经;祛风湿,补肝肾,强腰膝,狗脊绒毛可止血。

五、化湿药

藿香:辛,微温;归脾、胃、肺经;化湿,止呕,解暑。

佩兰:辛,平;归脾、胃、肺经;化湿,解暑。

苍术:辛、苦,温;归脾、胃、肝经;燥湿健脾,祛风散寒。

厚朴:苦、辛,温;归脾、胃、肺、大肠经;燥湿消痰,下气除满。

砂仁:辛,温;归脾、胃、肾经;化湿行气,温中止泻,安胎。

豆蔻:辛,温;归肺、脾、胃经;化湿行气,温中止呕。

草果:辛,温;归脾、胃经;燥湿温中,除痰截疟。

六、利水渗湿药

1.利水消肿药

茯苓:甘、淡,平;归心、脾、肾经;利水渗湿,健脾,宁心。

薏苡仁:甘、淡,凉;归脾、胃、肺经;利水渗湿,健脾,除痹,清热排脓。

猪苓:甘、淡,平;归肾、膀胱经;利水渗湿。

泽泻:甘,寒;归肾、膀胱经;利水渗湿,泄热。

冬瓜皮:甘,凉;归脾、小肠经;利水消肿,清热解暑。

玉米须:甘,平;归膀胱、肝、胆经;利水消肿,利湿退黄。

香加皮:辛、苦,温;有毒;归肝、肾、心经;利水消肿,祛风湿,强筋骨。

2.利尿通淋药

车前子:甘,微寒;归肝、肾、肺、小肠经;利尿通淋,渗湿止泻,明目,祛痰。

滑石:甘、淡,寒;归膀胱、肺、胃经;利水通淋,清解暑热,收湿敛疮。

木通:苦,寒;有毒;归心、小肠、膀胱经;利尿通淋,清心火,通经下乳。

通草:甘、淡,微寒;归肺、胃经;利尿通淋,通气下乳。

瞿麦:苦,寒;归心、小肠经;利尿通淋,破血通经。

地肤子:辛、苦,寒;归肾、膀胱经;利尿通淋,清热利湿,止痒。

石韦:甘、苦,微寒;归肺、膀胱经;利尿通淋,清肺止咳,凉血止血。

灯心草:甘、淡,微寒;归心、肺、小肠经;利尿通淋,清心降火。

萆薢:苦,平;归肾、胃经;利湿去浊,祛风除痹。

3.利湿退黄药

茵陈:苦、辛,微寒;归脾、胃、肝、胆经;清热利湿,利胆退黄。

金钱草:甘、咸,微寒;归肝、胆、肾、膀胱经;利湿退黄,利尿通淋,解毒消肿。

虎杖:微苦,微寒;归肝、胆、肺经;利湿退黄,清热解毒,散瘀止痛,化痰止咳,泻热通便。

七、温里药

附子:辛、甘,大热;有毒;归心、肾、脾经;回阳救逆,补火助阳,散寒止痛。

干姜:辛,热;归脾、胃、肾、心、肺经;温中散寒,回阳通脉,温肺化饮。

肉桂:辛、甘,大热;归肺、脾、心、肝经;补火助阳,温经通脉,散寒止痛,引火归原。

吴茱萸:辛、苦,热;有小毒;归肝、脾、胃、肾经;散寒止痛,降逆止呕,助阳止泻。

小茴香:辛,温;归肝、肾、脾、胃经;散寒止痛,理气和胃。

丁香:辛,温;归脾、胃、肺、肾经;温中降逆,散寒止痛,温肾助阳。

高良姜:辛,热;归脾、胃经;散寒止痛,温中止呕。

花椒:辛,温;归脾、胃、肾经;温中止痛,杀虫止痒。

八、理气药

陈皮:辛、苦,温;归脾、肺经;理气健脾,燥湿化痰。

青皮:苦、辛,温;归肝、胆、胃经;疏肝破气,消积化滞。

枳实:苦、辛、酸,温;归脾、胃、大肠经;破气除痞,化痰消积。

木香:辛、苦,温;归脾、胃、大肠、胆、三焦经;行气止痛,健脾消食。

沉香:辛、苦,微温;归脾、胃、肾经;行气止痛,温中止呕,纳气平喘。

川楝子:苦,寒;有小毒;归肝、胃、小肠、膀胱经;行气止痛,杀虫止痒。

乌药:辛,温;归肺、脾、肾、膀胱经;行气止痛,温肾散寒。

香附:辛、微苦、微甘,平;归肝、脾、三焦经;疏肝解郁,调经止痛,理气调中。

佛手:辛、苦,温;归肝、脾、胃、肺经;疏肝解郁,理气和中,燥湿化痰。

薤白:辛、苦,温;归肺、胃、大肠经;通阳散结,行气导滞。

柿蒂:苦、涩,平;归胃经;降气止呃。

九、消食药

山楂:酸、甘,微温;归脾、胃、肝经;消食化积,行气散瘀。

神曲:甘、辛,温;归脾、胃经;消食和胃。

麦芽:甘,平;归脾、胃、肝经;消食健胃,回乳消胀,疏肝解郁。

稻芽:甘,温;归脾、胃经;消食和中,健脾开胃。

莱菔子:辛、甘,平;归肺、脾、胃经;消食除胀,降气化痰。

鸡内金:甘,平;归脾、胃、小肠、膀胱经;消食健胃,涩精止遗。

十、驱虫药

使君子:甘,温;归脾、胃经;杀虫消积。

苦楝皮:苦,寒;有毒;杀虫,疗癣。

槟榔:苦、辛,温;归胃、大肠经;杀虫消积,行气,利水,截疟。

南瓜子:甘,平;归胃、大肠经;杀虫。

十一、止血药

1.凉血止血药

小蓟:甘、苦,凉;归心、肝经;凉血止血,散瘀解毒消痈。

大蓟:甘、苦,凉;归心、肝经;凉血止血,散瘀解毒消痈。

地榆:苦、酸、涩,微寒;归肝、大肠经;凉血止血,解毒敛疮。

槐花:苦,微寒;归肝、大肠经;凉血止血,清肝泻火。

侧柏叶:苦、涩,寒;归肺、肝、脾经;凉血止血,化痰止咳,生发乌发。

白茅根:甘,寒;归肺、胃、膀胱经;凉血止血,清热利尿,清肺胃热。

2. 化瘀止血药

三七:甘、微苦,温;归肝、胃经;化瘀止血,活血定痛,补虚强壮。

茜草:苦,寒;归肝经;凉血化瘀止血,通经。

蒲黄:甘,平;归肝、心包经;止血,化瘀,利尿。

3. 收敛止血药

白及:苦、甘、涩,寒;归肺、胃、肝经;收敛止血,消肿生肌。

仙鹤草:苦、涩,平;归心、肝经;收涩止血,止痢,截疟,补虚,解毒杀虫。

棕榈炭:苦、涩,平;归肝、肺、大肠经;收敛止血,止泻止带。

血余炭:苦,平;归肝、胃经;收敛止血,化瘀利尿。

4. 温经止血药

艾叶:辛、苦,温;有小毒;归肝、脾、肾经;温经止血,散寒调经,安胎。

炮姜:苦、涩,温;归肝、脾经;温经止血,温中止痛。

灶心土:辛,温,归脾、胃经;温中止血,止呕,止泻。

十二、活血化瘀药

1. 活血止痛药

川芎:辛,温;归肝、胆、心包经;活血行气,祛风止痛。

延胡索:辛、苦,温;归心、肝、脾经;活血,行气,止痛。

郁金:辛、苦,寒;归肝、胆、心经;活血止痛,行气解郁,清心凉血,利胆退黄。

姜黄:辛、苦,温;归肝、脾经;活血行气,通经止痛。

乳香:辛、苦,温;归心、肝、脾经;活血行气止痛,消肿生肌。

没药:辛、苦,平;归心、肝、脾经;活血止痛,消肿生肌。

五灵脂:苦、咸、甘,温;归肝经;活血止痛,化瘀止血。

2.活血调经药

丹参:苦,微寒;归心、心包、肝经;活血通经,祛瘀止痛,凉血消痈,除烦安神。

红花:辛,温;归心、肝经;活血通经,祛瘀止痛。

桃仁:苦、甘,平;有小毒;归心、肝、大肠经;活血化瘀,润肠通便,止咳平喘。

益母草:辛、苦,微寒;归心、肝、膀胱经;活血调经,利尿消肿,清热解毒。

牛膝:苦、甘、酸,平;归肝、肾经;活血通经,补肝肾,强筋骨,利水通淋,引火(血)下行。

鸡血藤:苦、微甘,温;归肝、肾经;行气补血,调经,舒筋活络。

王不留行:苦,平;归肝、胃经;活血通经,下乳消痈,利尿通淋。

3.活血疗伤药

土鳖虫:咸,寒;有小毒;归肝经;破血逐瘀,续筋接骨。

马钱子:苦,寒;有大毒;归肝、脾经;散结消肿,通络止痛。

自然铜:辛,平;归肝经;散瘀止痛,接骨疗伤。

骨碎补:辛,温;归肝、肾经;破血续伤,补肾强骨。

血竭:甘、咸,平;归肝经;活血定痛,化瘀止血,敛疮生肌。

4.破血消癥药

莪术:辛、苦,温;归肝、脾经;破血行气,消积止痛。

三棱:辛、苦,平;归肝、脾经;破血行气,消积止痛。

水蛭:咸、苦,平;有小毒;归肝经;破血通经,逐瘀消癥。

穿山甲:咸,微寒;归肝、胃经;活血消癥,通经,下乳,消肿排脓。

十三、化痰止咳平喘药

1.温化寒痰药

半夏:辛,温;有毒;归脾、胃、肺经;燥湿化痰,降逆止咳,消痞散结,外用消肿止痛。

天南星:苦、辛,温;有毒;归肺、肝、脾经;燥湿化痰,祛风解痉,外用散结消肿。

禹白附:辛、甘,温;有毒;归胃、肝经;燥湿化痰,祛风止痉,止痛,解毒散结。

白芥子:辛,温;归肺、胃经;温肺化痰,利气散结,通络止痛。

皂荚:辛、咸,温;有小毒;归肺、大肠经;祛顽痰,通窍开闭,祛风杀虫。

旋覆花:苦、辛、咸,微温;归肺、胃经;降气化痰,降逆止呕。

白前:辛、苦,微温;归肺经;降气化痰。

2.清化热痰药

川贝母:苦、甘,微寒;归肺、心经;清热化痰,润肺止咳,散结消肿。

浙贝母:苦,寒;归肺、心经;清热化痰,散结消痈。

瓜蒌:甘、微苦,寒;归肺、胃、大肠经;清热化痰,宽胸消肿,润肠通便。

竹茹:甘,微寒;归肺、胃经;清热化痰,除烦止呕,凉血止血。

前胡:苦、辛,微寒;归肺经;降气化痰,疏散风热。

桔梗:苦、辛,平;归肺经;宣肺,祛痰,利咽,排脓。

3.止咳平喘药

苦杏仁：苦，微温；有小毒；归肺、大肠经；止咳平喘，润肠通便。

紫苏子：辛，温；归肺、大肠经；降气化痰，止咳平喘，润肠通便。

百部：甘、苦，微温；归肺经；润肺止咳，杀虫灭虱。

紫菀：苦、辛、甘，微温；归肺经；润肺化痰止咳。

款冬花：辛、微苦，温；归肺经；润肺下气，止咳化痰。

枇杷叶：苦，微寒；归肺、胃经；清肺止咳，降逆止呕。

桑白皮：甘，寒；归肺经；泻肺平喘，利水消肿。

葶苈子：苦、辛，大寒；归肺、膀胱经；泻肺平喘，利水消肿。

白果：甘、苦、涩，平；有毒；归肺经；敛肺化痰定喘，止带缩尿。

十四、安神药

1.重镇安神药

朱砂：甘，微寒；有毒；归心经；清心镇惊，安神解毒。

磁石：咸，寒；归心、肝、肾经；镇惊安神，平肝潜阳，聪耳明目，纳气平喘。

龙骨：甘、涩，平；归心、肝、肾经；镇惊安神，平肝潜阳，收敛固涩，收湿敛疮。

琥珀：甘，平；归心、肝、膀胱经；镇惊安神，活血散瘀，利尿通淋。

2.养心安神药

酸枣仁：甘、酸，平；归心、肝、胆经；养心益肝，安神，敛汗，生津。

柏子仁:甘,平;归心、肾、大肠经;养心安神,润肠通便。

灵芝:甘,平;归心、肺、肝、肾经;补气安神,止咳平喘。

远志:苦、辛,温;归心、肾、肺经;安神益智,祛痰开窍,消散痈肿。

十五、平肝息风药

1. 平抑肝阳药

石决明:咸,寒;归肝经;平肝潜阳,清肝明目。

珍珠母:咸,寒;归肝、心经;平肝潜阳,清肝明目,镇惊安神。

牡蛎:咸,微寒;归肝、胆、肾经;重镇安神,平肝潜阳,软坚散结,收敛固涩。

代赭石:苦,寒;归肝、心经;平肝潜阳,重镇降逆,凉血止血。

刺蒺藜:辛、苦,微温;有小毒;归肝经;平肝疏肝,祛风明目。

罗布麻叶:甘、苦,凉;归肝经;平抑肝阳,清热利尿。

2. 息风止痉药

羚羊角:咸,寒;归肝、心经;平肝息风,清肝明目,清热解毒。

牛黄:苦,凉;归心、肝经;化痰开窍,凉肝息风,清热解毒。

珍珠:甘、咸,寒;归心、肝经;安神定惊,明目消翳,解毒生肌。

钩藤:甘,凉;归肝、心包经;清热平肝,息风止痉。

天麻:甘,平;归肝经;息风止痉,平抑肝阳,祛风通络。

地龙:咸,寒;归肝、脾、膀胱经;清热息风,通络,平喘,利尿。

全蝎:辛,平;有毒;归肝经;息风镇痉,攻毒散结,通络止痛。

蜈蚣:辛,温;有毒;归肝经;息风镇痉,攻毒散结,通络止痛。

僵蚕:咸、辛,平;归肝、肺、胃经;息风止痉,祛风止痛,化痰散结。

十六、开窍药

麝香:辛,温;归心、脾经;开窍醒神,活血通经,消肿止痛,催产下胎。

冰片:辛、苦,微寒;归心、脾、肺经;开窍醒神,清热止痛。

苏合香:辛,温;归心、脾经;开窍醒神,辟秽,止痛。

石菖蒲:辛、苦,温;归心、胃经;开窍醒神,化湿和胃,宁神益志。

十七、补虚药

1.补气药

人参:甘、微苦,微温;归肺、脾、心经;大补元气,补脾益肺,生津,安神益智。

西洋参:甘、微苦,凉;归肺、心、肾、脾经;补气养阴,清热生津。

党参:甘,平;归脾、肺经;补脾肺气,补血,生津。

太子参:甘、微苦,平;归脾、肺经;补气健脾,生津润肺。

黄芪:甘,微温;归脾、肺经;补气健脾,升阳举陷,益卫固表,利尿消肿,托毒生肌。

白术:甘、苦,温;归脾、胃经;益气健脾,燥湿利水,止汗,安胎。

山药:甘,平;归肺、脾、肾经;补脾肺肾,益气养阴,固精止带。

白扁豆:甘,微温;归脾、胃经;补脾和中,化湿。

甘草:甘,平;归心、肺、脾、胃经;补脾益气,祛痰止咳,缓急止痛,清热解毒,调和诸药。

大枣:甘,温;归脾、胃、心经;补中益气,养血安神。

饴糖:甘,温;归脾、胃、肺经;补中益气,缓急止痛,润肺止咳。

蜂蜜:甘,平;归肺、脾、大肠经;补中,润燥,止痛,解毒。

2.补阳药

鹿茸:甘、咸,温;归肾、肝经;补肾阳,强筋骨,益精血,调冲任,托疮毒。

紫河车:甘、咸,温;归肺、肝、肾经;补肾益精,养血益气。

淫羊藿:辛、甘,温;归肾、肝经;补肾壮阳,祛风除湿。

巴戟天:辛、甘,微温;归肾、肝经;补肾助阳,祛风除湿。

仙茅:辛,热;有毒;归肾、肝经;温肾壮阳,祛寒除湿。

杜仲:甘,温;归肝、肾经;补肝肾,强筋骨,安胎。

续断:苦、辛,微温;归肝、肾经;补益肝肾,强筋健骨,止血安胎,疗伤续折。

肉苁蓉:甘、咸,温;归肾、大肠经;补肾助阳,润肠通便。

补骨脂:苦、辛,温;归肾、脾经;补肾壮阳,固精缩尿,温脾止泻,纳气平喘。

益智仁:辛,温;归肾、脾经;暖肾固精缩尿,温脾开胃摄唾。

菟丝子:辛、甘,平;归肾、肝、脾经;补阳益精,养肝明目,止泻,安胎。

蛤蚧:咸,平;归肺、肾经;补肺益肾,助阳益精,纳气平喘。

冬虫夏草:甘,温;归肾、肺经;补肾益肺,止血化痰。

3.补血药

当归:甘、辛,温;归肝、心、脾经;补血调经,活血止痛,润肠通便。

熟地黄:甘,微温;归肝、肾经;补血养阴,益精填髓。

白芍:苦、酸,微寒;归肝、脾经;养血敛阴,柔肝止痛,平抑肝阳。

阿胶:甘,平;归肺、肝、肾经;补血,滋阴,润肺,止血。

何首乌:苦、甘、涩,微温;归肝、肾经;制用:补益精血;生用:解毒,截疟,润肠通便。

龙眼肉:甘,温;归心、脾经;补益心脾,养血安神。

4.补阴药

北沙参:甘、微苦,微寒;归肺、胃经;养阴清肺,益胃生津。

南沙参:甘,微寒;归肺、胃经;养阴清肺,益胃生津,补气,化痰。

百合:甘,微寒;归肺、心、胃经;养阴润肺,清心安神。

麦冬:甘、微苦,微寒;归肺、胃、心经;养阴润肺,益胃生津,清心除烦。

天冬:甘、苦,寒;归肺、肾、胃经;养阴润燥,清肺生津。

石斛:甘,微寒;归胃、肾经;益胃生津,滋阴清热。

玉竹:甘,微寒;归肺、胃经;养阴润燥,生津止渴。

枸杞子:甘,平;归肝、肾经;滋补肝肾,益精明目。

墨旱莲:甘、酸,寒;归肝、肾经;滋补肝肾,凉血止血。

女贞子:甘、苦,凉;归肝、肾经;滋补肝肾,乌须明目。

桑椹:甘、酸,寒;归肝、肾经;滋阴补血,生津润燥。

黑芝麻:甘,平;归肝、肾、大肠经;补益肝肾,润肠通便。

龟甲:甘,寒;归肾、肝、心经;滋阴潜阳,益肾健骨,养血补心。

鳖甲:甘、咸,寒;归肝、肾经;滋阴潜阳,退热除蒸,软坚散结。

十八、收涩药

1.固表止汗药

麻黄根:甘、微涩,平;归肺经;固表止汗。

浮小麦:甘,凉;归心经;固表止汗,益气,除热。

糯稻根须:甘,平;归心、肝经;固表止汗,益胃生津,退虚热。

2.敛肺涩肠药

五味子:酸、甘,温;归肺、心、肾经;收敛固涩,益气生津,补肾宁心。

乌梅:酸、涩,平;归肝、脾、肺、大肠经;敛肺止咳,涩肠止泻,安蛔止痛,生津止渴。

五倍子:酸、涩,寒;归肺、大肠、肾经;敛肺降火,止咳止汗,涩肠止泻,固精止遗,收敛止血,收湿敛疮。

罂粟壳:酸、涩,平;有毒;归肺、大肠、肾经;涩肠止泻,敛肺止咳,止痛。

诃子:苦、酸、涩,平;归肺、大肠经;涩肠止泻,敛肺止咳,利咽开音。

石榴皮:酸、涩,温;归大肠经;涩肠止泻,收敛止血,杀虫。

肉豆蔻:辛,温;归脾、胃、大肠经;涩肠止泻,温中行气。

赤石脂:甘、涩,温;归大肠、胃经;涩肠止泻,收敛止血,敛疮生肌。

3.固精缩尿止带药

山茱萸:酸、涩,微温;归肝、肾经;补益肝肾,收敛固涩。

桑螵蛸:甘、咸,平;归肝、肾经;固精缩尿,补肾助阳。

海螵蛸:咸、涩,微温;归肝、肾经;固精止带,收敛止血,制酸止痛,收湿敛疮。

莲子:甘、涩,平;归脾、肾、心经;益肾固精,补脾止泻,养心安神,止带。

芡实:甘、涩,平;归脾、肾经;益肾固精,健脾止泻,除湿止带。

椿皮:苦、涩,寒;归大肠、肝经;清热燥湿,收敛止带,止泻,止血。

十九、涌吐药

常山:苦、辛,寒;有毒;归肺、心、肝经;涌吐痰涎,截疟。

瓜蒂:苦,寒;归胃经;涌吐痰食,祛湿退黄。

胆矾:酸、涩、辛,寒;有毒;归肝、胆经;涌吐痰涎,解毒收湿,祛腐蚀疮。

二十、攻毒杀虫止痒药

雄黄:辛,温;有毒;归肝、胃、大肠经;解毒,杀虫,祛痰,截疟。

硫黄：酸，温；有毒；归肾、大肠经；外用解毒杀虫止痒，内服补火助阳通便。

白矾：酸、涩，寒；归肺、脾、肝、大肠经；外用解毒杀虫，燥湿止痒；内服止血，止泻，化痰。

蛇床子：辛、苦，温；有小毒；归肾经；杀虫止痒，燥湿祛风，温肾壮阳。

蟾酥：辛，温；有毒；归心经；解毒，止痛，开窍醒神。

土荆皮：辛，温；有毒；归肺、脾经；外用杀虫，止痒。

蜂房：甘，平；归胃经；攻毒杀虫，祛风止痛。

大蒜：辛，温；归脾、胃、肺经；解毒杀虫，消肿，止痢，健脾温胃。

二十一、拔毒化腐生肌药

升药：辛，热；有大毒；归肺、脾经；拔毒，去腐。

轻粉：辛，寒；有毒；归大肠、小肠经；外用攻毒杀虫，敛疮；内服逐水通便。

砒石：辛，大热；有大毒；归肺、肝经；外用攻毒杀虫，去腐蚀疮；内服劫痰平喘，截疟。

铅丹：辛，微寒；有毒；归心、肝经；拔毒生肌，杀虫止痒。

炉甘石：甘，平；归肝、胃经；解毒明目退翳，收湿止痒敛疮。

硼砂：甘、咸，凉；归肺、胃经；外用清热解毒，内服清肺化痰。

第二节　常用腧穴

1.大椎穴

（1）经络归属：督脉。

(2)定位:后正中线上,第7颈椎棘突下凹陷处。

(3)功效:清热泻火,祛风解表。

2.双侧耳尖穴

(1)经络归属:经外奇穴。

(2)定位:折耳向前,耳郭上方尖端处。

(3)功效:清热祛风,解痉止痛。

3.四缝穴

(1)经络归属:经外奇穴。

(2)定位:第2～5指掌面,近侧指间关节横纹中央。

(3)功效:消食导滞,祛痰化积。

4.肺俞穴

(1)经络归属:足太阳膀胱经。

(2)定位:第3胸椎棘突下,旁开1.5寸。

(3)功效:益肺泄热,止咳平喘。

5.心俞穴

(1)经络归属:足太阳膀胱经。

(2)定位:第5胸椎棘突下,旁开1.5寸。

(3)功效:宁心安神,理气调血。

6.肝俞穴

(1)经络归属:足太阳膀胱经。

(2)定位:第9胸椎棘突下,旁开1.5寸。

(3)功效:疏肝利胆,养血明目。

7.脾俞穴

(1)经络归属:足太阳膀胱经。

(2)定位:第11胸椎棘突下,旁开1.5寸。

（3）功效:健脾和胃,利湿止泻。

8.胃俞穴

（1）经络归属:足太阳膀胱经。

（2）定位:第12胸椎棘突下,旁开1.5寸。

（3）功效:健脾和胃,化湿消滞。

9.肾俞穴

（1）经络归属:足太阳膀胱经。

（2）定位:第2腰椎棘突下,旁开1.5寸。

（3）功效:益肾助阳,强腰利水。

10.膻中穴

（1）经络归属:任脉。

（2）定位:前正中线上,平第4肋间隙;或两乳头连线与前正中线的交点处。

（3）功效:益气补肺,行气通乳。

11.天突穴

（1）经络归属:任脉。

（2）定位:胸骨上窝正中。

（3）功效:清热利咽,止咳平喘。

12.中脘穴

（1）经络归属:任脉。

（2）定位:前正中线上,脐上4寸;或脐与胸剑联合连线的中点处。

（3）功效:健脾和胃,利湿化痰。

13.神阙穴

（1）经络归属:任脉

(2)定位:脐窝中央。

(3)功效:温阳固脱,调整脏腑。

14.期门穴

(1)经络归属:足厥阴肝经。

(2)定位:乳头直下,第6肋间隙,前正中线旁开4寸。

(3)功效:疏肝健脾,理气活血。

15.关元穴

(1)经络归属:任脉。

(2)定位:前正中线上,脐下3寸。

(3)功效:培元固本,益肾温肠。

16.命门穴

(1)经络归属:督脉。

(2)定位:后正中线上,第2腰椎棘突下凹陷处。

(3)功效:温肾益精,温阳散寒。

17.内关穴

(1)经络归属:手厥阴心包经。

(2)定位:腕横纹上2寸,桡侧腕屈肌腱与掌长肌腱之间。

(3)功效:宽胸理气,定悸止痛。

18.少商穴

(1)经络归属:手太阴肺经。

(2)定位:拇指桡侧指甲根角旁0.1寸。

(3)功效:清肺利咽,开窍醒神。

19.足三里穴

(1)经络归属:足阳明胃经。

(2)定位:犊鼻穴下3寸,胫骨前嵴外1横指处。

(3)功效:健脾益胃,扶正祛邪。

20.三阴交穴

(1)经络归属:足太阴脾经。

(2)定位:内踝尖上3寸,胫骨内侧面后缘。

(3)功效:健脾养血,调肝补肾。

21.涌泉穴

(1)经络归属:足少阴肾经。

(2)定位:足趾跖屈时,约当足底(去趾)前1/3凹陷处。

(3)功效:清热安神,引火下行。

图书在版编目(CIP)数据

门诊常见病中医贴敷指南/张涛,赵望森主编.—济南:山东大学出版社,2018.11
ISBN 978-7-5607-6252-4

Ⅰ.①门… Ⅱ.①张… ②赵… Ⅲ.①常见病—中药外敷疗法—指南 Ⅳ.①R244.9-62

中国版本图书馆 CIP 数据核字(2018)第 280232 号

责任策划:马银川
责任编辑:毕文霞
封面设计:张　荔

出版发行:山东大学出版社
　　　　社　　　址　山东省济南市山大南路 20 号
　　　　邮　　编　250100
　　　　电　　话　市场部(0531)88363008
经　　销:新华书店
印　　刷:济南景升印业有限公司
规　　格:850 毫米×1168 毫米　1/32
　　　　　4.125 印张　89 千字
版　　次:2018 年 11 月第 1 版
印　　次:2018 年 11 月第 1 次印刷
定　　价:39.80 元